Heiderose Hofer-Garstka

Enkel Jonas mit Handicap und Oma Heiderose erzählen aus zwanzig gemeinsamen Jahren

Heiderose Hofer-Garstka

Enkel Jonas mit Handicap und Oma Heiderose erzählen aus zwanzig gemeinsamen Jahren

TRIGA – Der Verlag

Bibliografische Information der Deutschen Nationalbibliothek
Die Deutsche Nationalbibliothek verzeichnet diese Publikation in der Deutschen Nationalbibliografie;
detaillierte bibliografische Daten sind im Internet über http://dnb.d-nb.de abrufbar.

1. Auflage 2013

Feldstraße 2a, 63584 Gründau-Rothenbergen
www.triga-der-verlag.de

Coverbild: Jonas L.

Druck: Druckservice Spengler, 63486 Bruchköbel
Printed in Germany

ISBN 978-3-89774-941-2

Inhalt

Dank	9
Schmetterlingskind Lucia	12
Schmetterlingskind Felix	14
Schmetterlingskind Moritz	16
Schmetterlingskind Jonas	18
Lady Lisa und Mister Max (1) (in Karlsruher Mundart)	20
Lady Lisa und Mister Max (1) (in Hochdeutsch)	21
Lady Lisa un Mr. Max (2) (Karlsruher Mundart)	40
Lady Lisa und Mr. Max (2) (Hochdeutsch)	41
JONAS	54
Worte der Kirchengemeinde-Referentin von St. Konrad	70
I S E P – Integration von Kindern mit Handicap *Kindergarten – Schulen*	72
EFI – Eltern für Integration *Kanu-Segelfreizeit und anderes*	80
Fußball	81
Judo	82
Schlagzeug	85
Kunsthalle – Malstunden	86

HWK-Neureut 88

Gesammelte Zeichnungen und Briefe von Jonas 91

Freizeit 113
Briefmarkenablösen mit Opa

Freizeit 116
Spielen – Werken – Kochen

Das deutsche Down-Syndrom-Info-Center 118

Helen Keller, eine taubblinde Schriftstellerin 124

Bürgeraktion der Stadtwerke Karlsruhe –
40 Jahre *Wo leuchtet eine Straßenlampe nicht?* 126

Abschied – Ein lieber Gruß von Georg 130

Über die Autorin 132

Dank

Danken möchte ich all jenen Menschen, die Verständnis für Jonas, seine Eltern und uns Großeltern aufgebracht haben. Unser Enkel Jonas liegt mir verständlicherweise besonders am Herzen.

Damals im Kindergarten, in der Grundschule und später in der weiterführenden Schule hatten wir viel Hilfe, auch durch den damaligen Pfarrer in der Kirchengemeinde. Nachbarn, Bekannte und Freunde haben uns ebenfalls unterstützt – manchmal schon durchs Zuhören – diejenigen, die es nicht taten – vergessen wir einfach.

Man war selbst öfter sehr verunsichert, meist war nicht Jonas die Ursache, sondern eher einige gedankenlosen Menschen.

Mein Ehemann meinte dazu nur: »Höre nicht auf das Geschwätz, lass dich nicht verunsichern.« Wie gut das war, sieht man am Ergebnis, das zählt – wir freuen uns alle, dass Jonas so ist, wie er heute ist, mit seinen 20 Jahren – das ist schön.

Karlsruhe
im Dezember 2012
Oma Heiderose

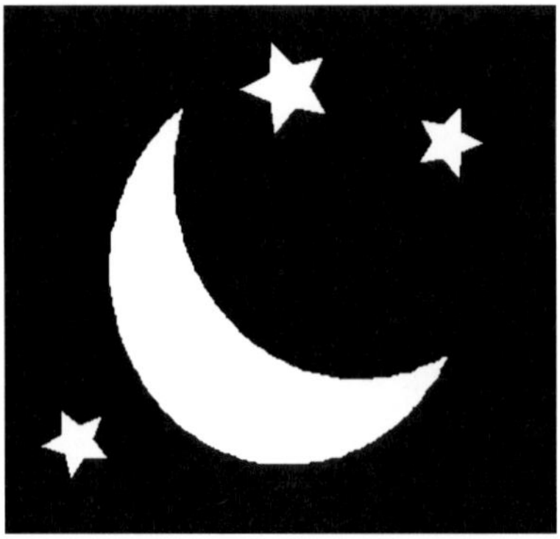

Der Mond ist aufgegangen,
die gold'nen Sternlein prangen ...

Seht Ihr den Mond dort stehen
er ist nur halb zu sehen
und ist doch rund und schön
so sind wohl manche Sachen
die wir getrost verlachen
weil unsere Augen sie nicht seh'n

Matthias Claudius (1778)

Diese letzte Strophe »Seht Ihr den Mond dort stehen« hat mich schon immer besonders angesprochen und die Aussage »er ist nur halb zu sehn und ist doch rund und schön«. Weil wir etwas nicht sehen, wollen wir es nicht verstehen – oder aber können es nicht verstehen, möglich auch, dass wir es verdrängen.

Aus Erfahrung weiß ich, dass das Verdrängte wie ein Bumerang zurückkommt, Zeit spielt dabei keine Rolle. Die Seele vergisst nichts.

Leider kommt es manchmal als Krankheit wieder zum Vorschein.

Das Ganze erinnert mich an die 3D-Bilder, deren tiefer Hintergrund in der Regel wunderschön ist, man kann nur staunen.

Schmetterlingskind Lucia

Sommer, Sonne, Sonnenschein,
ein kleines Schmetterlingskind fliegt allein.
Es ist auf der Suche nach seiner Lieblingsblume,
eine Sonnenblume bitte soll es sein.

Sein Name ist Lucia-Viola,
wie passend für ein Schmetterlingskind.
Es fliegt selig durch die warme Luft,
genießt auch den Sommerduft.

Endlich sieht es an einem Gartenzaun
mehrere Sonnenblumen – wie im Traum.
Es lacht und sagt ganz laut, wie herrlich,
jetzt kann ich mir in Ruhe meine Lieblingssonnenblume
zum Schaukeln in der Sonne aussuchen.

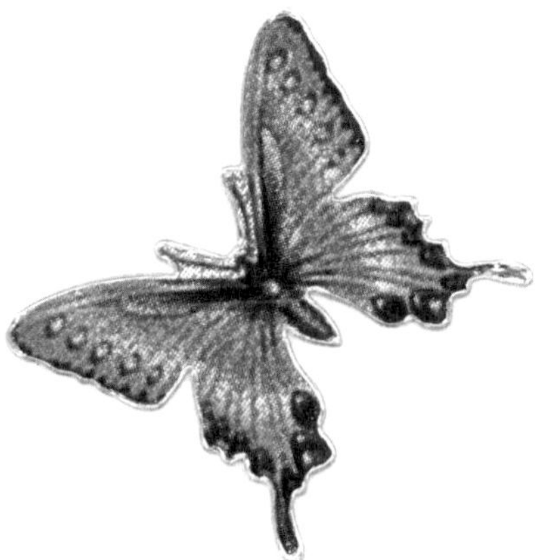

Die Zeiten als Raupe auf Erden sind fast vergessen,
wie mühsam sie auch waren gewesen.
Hatte es doch damals einen Traum,
es wollte zu gerne mal auf einer Sonnenblume sitzen.
Aber ohne Flügel, wie wäre das möglich?

Deshalb ist es einfach glücklich,
dass es das nun als Schmetterling kann.
Es sagt laut, wie dankbar bin ich doch für meine
wunderbaren Flügel, die mir erfüllten meinen Traum.

Schmetterlingskind Felix

Der Himmel ist blau, das Wetter ist schön,
»lass uns eine Runde drehn«,
sagt Felix, das glückliche Schmetterlingskind,
zu sich selbst und fliegt los geschwind.

Verstecken hinter Sträuchern und Hecken
um zu necken die lieben Verwandten,
das macht doch richtig Spaß,
um zu sehen, an welchen Blumen in ›ihren Gärten‹
andere Schmetterlingsfamilien sich ernähren, um zu
hören im Versteck, was sie sich zu erzählen haben.

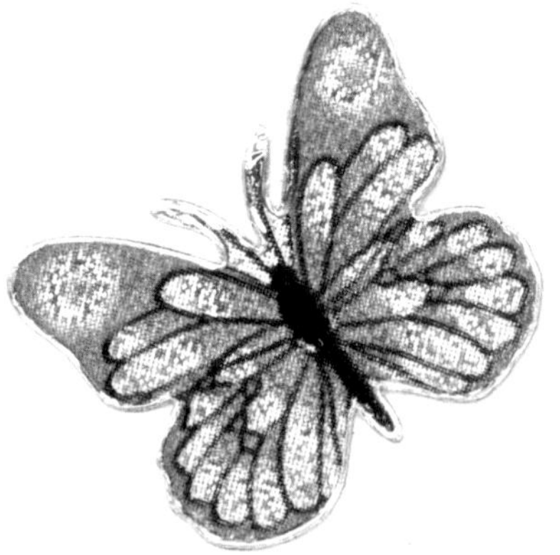

Wie schön, denkt Felix, wie nett,
wenn mich ein Menschkind entdeckt,
ruft es: »Oh, oh ... sieh da,
ein wunderschöner Schmetterling,
wie fliegt der so leicht und sieht aus richtig duftig,
hat der herrliche Farben«, und schon ist er weg ...

Die Zeiten als Raupe sind fast vergessen,
wie mühsam sie auch waren gewesen.

Zu jener Zeit nämlich sagten die Menschen
»Igittigitt, sieh da, eine Raupe, tu sie weg«,
was immer manche darunter verstehen?
Ich hatte ja damals Glück
als ich hörte »tu sie weg«
war ich schnell gekrochen in ein Versteck
und keiner konnte mich mehr sehn.
Bin ich glücklich ein Schmetterling zu sein,
dankbar für meine wunderschönen Flügel,
ich möchte das alles einfach genießen.

Schmetterlingskind Moritz

Moritz, ein kleiner Schmetterling,
schwebt bedächtig durch die Lüfte, süße,
unbekannte Düfte verwirren ihn.

Die Zeiten als Raupe auf Erden sind fast vergessen,
wie mühsam sie auch waren gewesen.

Aber da, was war das?
Ein Windhauch nur sacht und doch hat er ihn
aus dem Gleichgewicht gebracht.

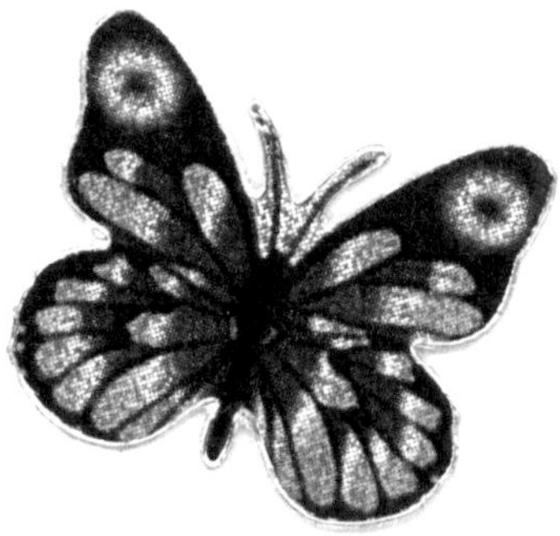

Er landet auf einer schönen, duftenden Blume,
ruht sich aus und denkt:
Du meine Güte ... war es nicht doch
sicherer auf Erden?

Dann sagt er tapfer und laut:
»Nun bin ich endlich ein Schmetterling
mit zarten Flügeln und keine Raupe mehr,
die kriecht im Staube. Auch das Fliegen im Winde
werde ich noch lernen.

Ich will meine neue Freiheit genießen,
vergessen die Ängste und fliegen in der lauen Luft,
umgeben vom zarten Duft der Blüten,
wie dankbar bin ich für meine wunderbaren Flügel.«

Schmetterlingskind Jonas

Ein kleiner, bunter zarter Schmetterling
flattert erschöpft zu einer blauen Blüte hin,
er setzt sich am Rande nieder
und sagt leise zu sich: »Endlich komm ich zur Ruh«,
und klappt seine feinen Flügelchen zu.
»Für heute habe ich wieder alles mir Mögliche getan,
meine geliebte Rose zu finden.
Morgen ist auch noch ein Tag …«

›Der kleine Prinz‹ wird er genannt,
unter diesem Namen ist er in
Schmetterlingskreisen bekannt.
Seit Tagen fragt er jeden, den er sieht:
»Ach du, sage mir doch,
weißt du, wo meine Rose blüht?
Ach du, sage mir, hast du das
kleine Schaf gesehen?«

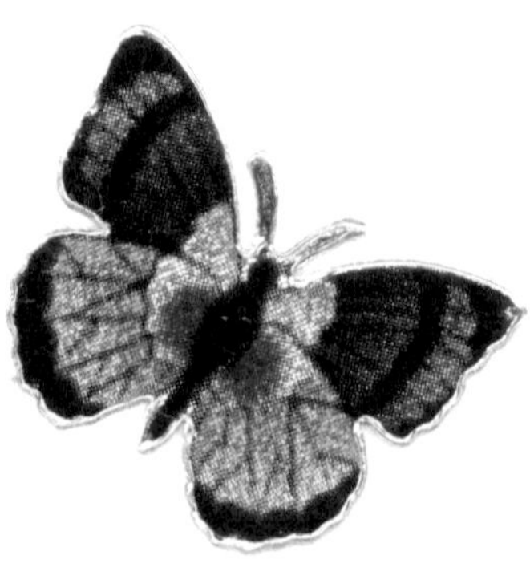

»Nein«, sagen alle, die er trifft, »nein ... tut uns leid,
wir wissen es nicht,
aber vielleicht hat das Schaf die Rose schon längst
gefressen und du suchst noch immer unterdessen.«

Er ist erschöpft und möchte schlafen ...
aber er wartet noch auf seinen Stern,
danach möchte er doch so gern
im Land der Träume vielleicht seine Rose treffen,
vielleicht sieht er das Schaf, das er kann fragen:
Ach, du Schaf, hast du doch meine Rose gefressen?

Inzwischen sind die Sternlein zu sehen,
er winkt seinem Stern,
der blinkert zurück und nun ab ins Land der Träume.
So müde, wie er ist, schläft er im Nu
und ist sofort im Regenbogenland der Träume.

Aber da ist keine Rose noch ein Schaf zu sehen.

Als er erwacht aus seinen Regenbogenträumen
ist er zuerst traurig, aber dann sagt er sich:
Warum soll ich die Hoffnung aufgeben
in meinem Schmetterlingsleben
meine Rose zu sehen.
Wer weiß, vielleicht ist gerade heute der Tag,
an dem sich mein Wunsch erfüllen mag.

Lady Lisa und Mister Max (1)
(in Karlsruher Mundart)

I bin de schwarze Kater Max, bildschee sei i, sage se, stattlich un höflich dazu. Immer wenn mir die Oma morgens die Hausdür uffmacht, sag ich »danke« und »gude morge«. Oma sagt dann: »Gude morge, Max, bisch widder zrück von deim nächtliche Stroifzug? War was Bsonderes, ja, ja, – schwarzer Kater Stanislaus, gell ...«

Manchmal, wenn gelüftet wird morgens, guck i, wo i reikomm, und schwupp, steh ich oifach in de Wohnung un Oma lacht. »Mensch Max«, – warum se Mensch sagt? Na ja. »Hasch dich mol widder selber durchs Fenster reikatapultiert? Des isch zu bewunnern, noch nie hasch was runnergschmisse, doll machsch des.«

Dazu sollt mer wissen, dass manche Leit sage, awer de Max isch a en Drum Kerl worre, so en richtige Brummer, noi, die Oma sagt des net. Und mit de Zeit versteht mer als Katz sei menschliche Familie gut, net blos was se sage, a wie se des moine. Manches mol versteht mer was net, weil mer als Katz des net kennt, awer was macht des scho ...

Lady Lisa und Mister Max (1)
(in Hochdeutsch)

Ich bin der schwarze Kater Max, bildschön sei ich, sagen sie, stattlich und höflich dazu. Immer wenn mir die Oma morgens die Haustür öffnet, sage ich »danke« und »guten Morgen«. Oma sagt dann auch: »Guten Morgen, Max, bist du wieder zurück von deinen Streifzügen. Ich werde grad mal oben klingeln, dass sie wissen, du bist da.«

Manchmal springe ich auch mit einem Satz durchs geöffnete Fenster, das ist eher im Sommer der Fall. Oma lacht immer wieder und meint: »Max, wie hast du das denn wieder geschafft, so ohne was zu zerdeppern durchs Fenster, über das Glastischchen und die Gläser oder Tassen, das ist eine Leistung.« Dazu sollte man wissen, manche meinen inzwischen, der Max ist aber ein Trumm geworden, schwarzer Blitz kann man da nicht mehr sagen, eher schwarzer Bomber. Nein, die Oma sagt das nicht.

Mit der Zeit versteht man seine menschliche Familie ganz gut, nicht nur an dem, was sie sagen, sondern wie sie es sagen – am Tonfall eben. Manches Mal vielleicht auch nicht, aber das geht den Menschen mit uns Katzen sicher ebenso. Was verstehen die schon von Vogel- oder Mäusejagd. Das ist auch so ein Thema, wenn die Lisa Mäuse vor die Treppe legt: Ach, wie toll Lisa, prima hast du das gemacht. Ich hab es nicht so mit den Mäusen, wenn ich den Rest eines Vogels hinlege, heißt es vielleicht: Huch, da hat der Max wieder einen Vogel gefangen, so was, könnte

Mei Schweschter, die Lady Lisa, isch net so freindlich wie i, des sage alle, un i bin a der Moinung. Sie hoißt a net Lady Lisa, weil mir von vornehmer Abstammung sin, noi – weil sie so gsteltz rumlaaft. Dazu isch se grau getigert, so wie halt viele annere gewöhnliche Katze sin, nix Bsonneres.

Mir streide uns a viel, wie des a bei menschliche Geschwister als so isch. Wie verschiede mer sin, kann mer sehn, welche menschliche Nachbarn sie sich zum Kontakt raussucht. Sie hockt oft un lang bei der Nachbarin uf de linke Seit. Weiberleit halt – fehlt nur noch, dass se a Kaffeekränzle mache. Ich besuch nur ab un zu den Nachbarn uf de rechte Seit, der lacht immer un frogt: »Hallo Max, bisch widder uf Dour, komm, kriegsch a Leckerli und gud isch.« Des isch scho an Unnerschied, so a Hockerei mag i net.

Mir wohne in enem Zwoifamiliehaus in de Schtadt, Stroßebohaltestell is in de Näh, sage se. Wo die awer isch, woiss i net, die Bushaltschtelle, die kenn i, zwoi Stroße weider vom Haus weg. Do bin i scho öfder mitglafe, will doch immer mol Bus fahre mit de Familie. Des klappt oifach net. A wenn i mich hinner de Hecke entlangschleich, schpätestens an de Haltestelle sehn se mich, bevor de Bus die Düre uff macht, dann sagen se: Husch wusch, Max, mach, dass de hoimkommsch, du kannsch net mit uns fahre. Schade, des däd i mir so wünsche. Des versteht jetzt mei menschliche Familie net.

man ihm das nicht abgewöhnen? Huch, sieht das aus. Wo ist da wohl ein Unterschied zwischen Maus und Vogel? Ich weiß es nicht.

Meine Schwester Lisa ist nicht so freundlich wie ich, das sagen alle, und ich bin eh dieser Meinung, sie grüßt nicht und schmust auch nicht so gerne. Sie heißt auch nicht Lady Lisa, weil sie von Adel ist, das wäre ich dann ja auch, als ihr Bruder. Nein, sie läuft so gestelzt, eher wie ein Mannequin, nicht wie eine Katze. Ganz abgesehen davon, dass sie grau getigert ist, wie viele andere Katzen auch, eher gewöhnliche Katzen, würde ich sagen.

Wir streiten auch viel, wie das bei menschlichen Geschwistern auch oft so ist. Wie verschieden wir sind, kann man auch daran sehen, mit welchen menschlichen Nachbarn wir Kontakt aufgenommen haben: Sie hockt oft länger bei der Nachbarin auf der einen Seite des Hauses, die noch zwei Katzen hat, und frisst dort anscheinend mit, vielleicht machen sie auch so was wie Kaffeeklatsch – was weiß man schon. Ich gehe auf der anderen Seite zum jungen Nachbarn. Der lacht dann und sagt: »Hallo Max, bist du wieder auf Tour, komm, da hast du ein Leckerli«, und ich lass mir das dann schmecken. Fressen tu ich aber zu Hause.

Wir wohnen in einem Zweifamilienhaus mit drei Zimmern im Dachgeschoss am Rande der Stadt. Die Straßenbahnhaltestelle ist in der Nähe, sagen sie. Wo aber genau, weiß ich nicht, eher kenne ich die Bushaltestelle, zwei Straßen weiter ist die. Manchmal habe ich schon probiert mitzulaufen, aber auch wenn ich hinter den Büschen schleiche –

Mei Familie mit Papa und Mama un de drei Jungs – Jonas, Moritz und Felix – wohnt im erschte Stock, so sage mer hier, Oma und Opa im Ergeschoss. Unnerm Dach sin noch zwoi Zimmer mit schräge Wänd, wie se sage. A Toilette un Dusche isch a noch owe. Wenn die Kinner obe Musik höre oder schpiele un a lese, lieg i gern uff enem Sessel. Odder unner enem Schreibdisch.

Wenn de Opa im Anbau sitzt un sich mit seiner Briefmarkesammlung beschäftigt oder am Computer sitzt, lieg i gern in de Kisse uff de Couch. Do bin i dann scho efter eingschlofe un de Opa isch gange, ohne dass i des gmerkt hab oder de Opa an mich denkt hat. Do war i dann die ganz Nacht alloi un des war vielleicht langweilig. I konnt net zu meim Katzetreff un zum Fresse hat i a nix. In letschter Zeit ruft de Opa: »Hallo Max, mir gehn jetzt – komm«, do werd i wach un des isch besser so.

Des passiert mir halt net, wenn ich obe mit dem Papa uf de Couch lieg, des isch a gemietlich. Mol was anners, des Fernsehgucken, do flimmerts und machts und tuts, do schlof i net ei. Wenn mer des dann zu viel wird, steh i vor die Dür und sie lasse me raus zu meim nächtliche Katzetreff.

an der Haltestelle sehen sie mich natürlich und sagen: Husch wusch, Max, nach Hause, du kannst nicht mit. Lisa hat es wohl auch schon probiert, auch sie durfte nicht mit, versteh einer das als Katze.

Meine Familie mit Papa, Mama und den Jungs wohnt in der ersten Etage. Jonas, Moritz und Felix heißen sie. Unterm Dach werden dieses Jahr noch die Zimmer für die drei Jungs ausgebaut, eine Dusche mit Toilette ebenfalls. Da freue ich mich schon oben zu sein, wenn sie spielen oder Musik hören, das wird sicher interessant. Im Garten sitze ich gerne auf der großen Kletterstange und sehe ihnen beim Spielen zu. Ich habe Kinder gerne, Lisa mag das weniger.

Wenn der Opa im Anbau sitzt und sich mit seiner Briefmarkensammlung beschäftigt oder am Computer schreibt, liege ich gerne auf den Kissen auf der Couch. Da bin ich schon öfter eingeschlafen und der Opa ging raus, ohne dass ich es gemerkt habe. Opa dachte nicht an mich. Dann war ich in der Nacht alleine, das war vielleicht langweilig, keine Streifzüge konnte ich unternehmen, die Türen und Fenster waren zu. In letzter Zeit ruft Opa aber immer: »Hallo Max, wir gehen jetzt – komm«, und ich werde wach. So ist das gut.

Das passiert mir halt nicht, wenn ich oben bei Papa auf der Couch liege, das ist auch gemütlich, mal was anderes, das Fernsehgucken. Da flimmert's und macht's und tut's, da schlaf ich nicht ein. Wenn es mir dann zu viel wird, steh ich auf, geh zur Tür und sie lassen mich raus zu meinen nächtlichen Katzentreffs.

Zu meim Name will i no was sage. Vor etwa vier Johr hat mei Familie die Lisa und mich auf enem Bauernhof ausgesucht unter meine Geschwischter. Des erzehle se heute noch efter. Bei mir wäre se sich alle oinig, den süße, kloine Schwarze, den wolle mer hawe, und der hoißt dann Max, weil mer jo an Moritz schon hen.

Die Lisa hat der Jonas rausgesucht, den Name a, sie isch jo noch heut sein ›Bliebling‹, wie er sagt. Des isch a so, wo er isch, isch sie a, des beruht wohl auf Gegeseidigkeit. Jonas hat bald Geburtstag und wird 13 Jahre. Er hat das Down-Syndrom, wie sie sagen, – was immer des isch. Moritz isch den Monat zehn Johr ald wore und Felix werd im Juni acht Johr ald. Sie hen a Cousine, Lucia, die isch neun Johr ald un wohnt in Ladenburg mit ihrer Familie. Sie spielt gern hier im Garten mit uns Katzen und den Jungs, wenn sie zu Besuch do isch.

Also hinnerm Haus isch en großer Garde. Drei Nussbeem habe drin Platz. Oiner isch damals vom Schturm Lothar entwurzelt worde. Schad, awer des Johr zuvor hat er vom Blitz en Treffer kriegt und der Stamm war grissen, Ungeziefer drin, do isch der krank worde. Awer zwoi Nussbeem sind a genug, wege dem Laub, wo mer zammerechle un zum Komposcht bringe muss.

Im Frühjahr stelle se dann a Zelt hi, meischtens blau und weiße Stroife, sage se, en große, weiße Tisch und Stühl dazu, genug ... des isch mir egal, was des für a Farbe isch, un mir egal, wie des aussieht, mir muss es jo net gfalle,

Zu meinem Namen möchte ich noch was sagen: Vor etwa vier Jahren hat meine Familie die Lisa und mich unter meinen Geschwistern auf einem Bauernhof ausgesucht. Das erzählen sie noch heute. Bei mir waren sich alle einig: Den süßen, kleinen Schwarzen wollen wir haben, und der heißt Max, weil wir ja einen Moritz schon in der Familie haben.

Die Lisa hat der Jonas ausgesucht, den Namen auch. Sie ist noch heute sein ›Bliebling‹, wie er sagt. Das ist aber auch so, das merkt man immer wieder, das beruht auf Gegenseitigkeit. Jonas hat bald Geburtstag und wird 13 Jahre. Er hat das Down-Syndrom, wie sie sagen, was immer das ist. Moritz ist diesen Monat zehn Jahre alt geworden und Felix wird im Juni acht Jahre alt. Sie haben eine Cousine, die Lucia, die wohnt mit ihrer Familie in Frankenthal, auch in einem Haus mit Garten. Wenn sie hier ist, spielt sie auch gerne mit im Garten, und ich sitze auf der Kletterstange und sehe zu.

Also, hinterm Haus ist ein großer Garten, drei Nussbäume haben darin Platz. Einer ist damals beim Sturm Lothar entwurzelt worden. Schade, aber im Jahr zuvor hatte der Baum vom Blitz schon einen Treffer abbekommen und der Stamm war gerissen, Ungeziefer war drin und er wurde wohl morsch. Aber zwei Nussbäume sind auch genug, wenn ich an das Laub denke, das die Familie zusammenrechen muss und zum Kompost bringen.

Im Frühjahr stellen sie dann ein Zelt auf, meist ist es blau mit weißen Streifen, einen großen, weißen Tisch und pasmir sin die gelbe, kuschelige Sitzkissen wichtig. Wenn die abends vergesse worde sin, lege ich mich druf in de Nacht. Was schimpfe se do am annere Dag, wie dreckig des de Max mol widder gemacht hat. Na ja, dann werde se halt gewasche, was solls ...

Nebe oim Nussbaum steht a wirklich großes Klettergrüscht, richtig stabil. Zwoi Schaukeln hänge dro und a Kletterstang isch dabei, uff dem oberschte Balke sitz i am liebschte und guck zu, wenn die Kinner spiele. Wenn net zu viel do sin, lege i me ins Gras und guck zu, wie de Jonas schafft. Des isch doll – sei Baustell, die er sich unnerm Nussboum eingricht hat. Viele Dreckhaufe un Schaufeln und Reche und dies und das und Absperrseil und en Helm hat er, inzwische alles, was ihm wichtig isch. Viel Freunde habe schon mitgespielt und Jonas hat schon stundenlang, vor allem im Sommer, wenn 's schattig isch unnerm Nußboum, dort gesesse, und er holt Wasser zum Grabe machen un zum Matscheln. Wenn des losgeht, bin i obe uff dem hohe Balke in Sicherheit, net dass se me noch ins Wasser lege un noch Dreck drübermache un dann noch lache. Manchmol nehme se a Schnur un spiel mit mer, isch viel zum Lache, wenn ich hinner den drei herrenne, moischt im Kreis. Awer oimol hen se a lange Schnur liege lasse und ich war noch jünger un hab mich verheddert, hab i a Angst ghabt ... Die Mama un der Opa hen me widder befreit, des war e Ding.

Dann schteht do noch im Garde a Häusche, richtig mit Stoi gemauert und a Dach druf, nett sieht des aus. Wenn ichs richdig verstande heb, sage se ›Gerätehaus‹ dozu. De sende Stühle dazu. Mir sind die Farben nicht wichtig, mir gefallen die kuscheligen Sitzkissen. Wenn sie die abends draußen vergessen haben, lege ich mich nachts mal drauf. Da schimpfen sie am anderen Tag und sagen, von der gelben Farbe sieht man nix mehr, ob der Max abgefärbt hat? Dabei ist es nur der Schmutz vom Rumtreiben.

Neben einem Nussbaum steht ein wirklich großes Klettergerüst, richtig stabil. Zwei Schaukeln hängen dran und eine Kletterstange ist dabei. Auf dem obersten Balken sitze ich am liebsten und schaue zu, wenn die Kinder spielen. Wenn nicht zu viele da sind, lege ich mich ins Gras und sehe zu, wie der Jonas auf seiner Baustelle buddelt. Das ist toll, was er sich da eingerichtet hat. Viele Dreckhaufen und ein Rechen und eine Schaufel sind dabei als Arbeitsgeräte. Ein Absperrseil und ein Helm gehören noch dazu, alles ist ihm wichtig. Viele Freunde haben schon mitgespielt und Jonas sitzt vor allem im Sommer, wenn es schattig ist, stundenlang unterm Nussbaum. Er holt Wasser für die Gräben, die er aushebt, und feiert dann eine Schlammorgie. Wenn sie mit Wasser arbeiten, bin ich auf dem Balken in Sicherheit. Manchmal nehmen sie eine Schnur und spielen mit mir. Wenn ich hinter den Kindern herrenne, lachen alle. Einmal hatten sie eine Schnur liegen lassen und ich habe mich verheddert. Die Mama und der Opa haben mich dann befreit.

Dann steht da noch im Garten ein Häuschen, aus Steinen gemauert und mit einem Dach aus richtigen Dachziegeln darauf. Nett sieht es aus, das Gerätehäuschen. Der Rasenmäher, so sagen sie zu dem Ding, das immer so Krach

Rasemäher – des Ding, wo so Krawall macht un i immer stifte geh – steht drin, Schaufeln und was woiss i.

Aber was i erzähle will, isch vom Drampolin – des hen se von ihrer Tante geschenkt bekommen, des mache se gern, do druf rumhopfen, des wollt i sagen. Manchmal mache se so Versuche mit mir un lache dann a noch. Also, do hen se me a drufgsetzt un mir des beibringe wolle, des Hupfe. War i froh, wo se des ufgebe hen. Oiner hat mol die Idee ghabt mich uf a Schaukel zu setze, des hat mer net gefalle, hab a Angscht kriegt. I war froh, als se me losglasse hen. Im Sommer hen se a großes, ufblasbares Kinderschwimmbecke nebe dem Klettergerüscht stehe ghabt. Des war en Spaß, grad wenns so hoiss war un noch annere Kinner do ware. Oiner wollt mich da mol reischmeiße ins Wasser, oi Glick hat des die Mama gsehe, do bin i awer stifte gange, un wenn dann des Schwimmbecke ufgstellt worde isch, war i weit weg.

Manchmal sin des schon Schlingel, alle drei. Ach ja – und dann hat es oines Tags gehoisse, do sin Risse im Plastikbecke, des war der Max und die Lisa mit ihre Kralle. Des hat mich schon geärgert, aber vielleicht wars a so. Ich denk, sie kaufe koi neues mehr, die drei sin jetzt doch größer worde ...

macht und ich dann stiften gehe, und auch Schaufeln und sonstiges zum Graben sind drin.

Aber was ich erzählen will ist das vom Trampolin, das haben sie von ihrer Tante geschenkt bekommen. Das machen sie gerne, darauf herumhüpfen. Einmal setzten sie mich drauf und versuchten mich hin und her zu schieben, dann lachten sie noch. Sie wollten mir das Hüpfen beibringen, meinten sie. War ich froh, als sie den Versuch aufgegeben haben. Sie hatten auch mal die Idee mich auf eine Schaukel zu setzen, das war unangenehm und mir hat das nicht gefallen. Ich hab richtig Angst bekommen und war froh, als ich wieder herunterspringen konnte.

Im Sommer haben sie ein großes, aufblasbares Schwimmbecken neben dem Klettergerüst stehen. Das war ein Spaß, gerade wenn es richtig heiß war und andere Kinder zu Besuch waren. Einer wollte mich mal ins Wasser werfen, die Mama hat es gerade noch gesehen. Da bin ich aber stiften gegangen und wenn das Schwimmbecken aufgestellt wurde, bin ich immer weit weg gewesen.

Manchmal sind die Jungs schon richtige Schlingel, alle drei. Und eines Tages hat es geheißen, es seien Risse im Schwimmbecken, sicher waren das der Max und die Lisa mit ihren Krallen. Das hat mich schon geärgert, vielleicht war es aber auch so oder es waren Nachbarskatzen, wer weiß das schon. Ich denke, sie kaufen kein neues mehr, die drei sind ja jetzt schon größer und gehen öfter ins Schwimmbad.

Die Lisa und i hen schon viel Mäus gfange un vor die Dür gelegt. Ich fang ab und zu a Vögel und des mag mei ganze Familie net, was hen se sich do scho ufgeregt, schrecklich. Des versteh i jetzt net.

Dann sin die doch uf die doofe Idee komme, mir a Halsband mit Glöckle umzubinde, schrecklich war des, aber ich hab's nach einiger Zeit abgekriegt, wie, verzehl i net. Dann war des denen wohl zu viel, sie hen koi Band mit Glöckle mehr kaaft.

Jetzt verzehl i mol von de Lisa a paar Dummheide, die sie gemacht hat: Also, weil sie jo de ›Bliebling‹ vom Jonas isch, wollt sie halt mit ihm in die Schul. Sie isch oifach mitgelaufe un wenn de Jonas gsagt hat, Lisa geh hoim, hat se sich versteckt un war dann doch in de Schul un hat dort uf ihn gewardet. In de Turnhall war se emol, do hat de Hausmoischter ogrufe un die Mama hat se abgeholt. Awer lieber isch se ins Klassezimmer vom Jonas, des war a Ufregung. Alle Kinner hen sich gfreut un de Jonas hat se net loskriegt. Dann hat die Lehrerin ogrufen un die Mama hat sie abgeholt.

Was wollde se mache, mol hat die Oma, mol die Mama morgens die Lisa uf de Arm gnommen un dem Jonas nachgewunke, des mache se nemlich immer. Was wollt die Lisa mache, sie hat dann a halb Schtund Hausarrest gekriegt und durft dann erscht raus, so hat se sich des in die Schul gehe abgewehnt.

Die Lisa hat schon öfter Mäuse vor die Türe gelegt, das finden alle toll. Aber wenn ich einen Vogel fange und hinlege, fragen sie: Ach, muss das sein, Max – igittigitt, so was aber auch. Ich verstehe das jetzt nicht ganz. Deshalb wohl sind die auf die doofe Idee gekommen, mir ein Glöckchen umzubinden. Was das mich geärgert hat. Klar waren die Vögel immer weg. Aber nach drei Tagen hatte ich das Halsband abgescheuert – huch, war ich froh. Sie haben es dann nicht mehr versucht mit dem Glöckchen.

Jetzt erzähle ich mal einige Dummheiten, die die Lisa gemacht hat. Also, weil sie halt der Liebling vom Jonas ist, wollte sie mit ihm zur Schule laufen. Auch wenn der Jonas öfter gesagt hat, Lisa, geh wieder nach Hause, ist sie mit zur Schule gelaufen. Die Schüler haben sich gefreut und Lisa hat sich dann unter dem Schrank versteckt. Der Hausmeister hat sie wieder hervorgeholt und die Mama angerufen, die hat Lisa abgeholt.

Ein anderes Mal ist sie alleine zur Schule gelaufen und hat auf Jonas gewartet, dann hat die Lehrerin zu Hause angerufen. Aber da kamen die auf die Idee, sie morgens festzuhalten, mal hat das die Oma gemacht, mal die Mama, dann konnte sie nicht mit Jonas laufen. Wenn der weg war, haben sie sie noch etwa eine halbe Stunde eingesperrt, dass sie nicht doch noch zur Schule laufe.

Aber der Knaller war doch der, dass die Lisa nebe dem Jonas un de Oma vor zwoi Johr bei de Fronleichnamsprozession mitglafe isch. Uf oimal war se weg, hen se dann verzehlt. Sie werd dehoim sei bis mir komme, hen se überlegt. Aber noi, des war se net. Nachbarn und Bekannte hen mer gfragt – drei Tag war se weg, dann sagt ein Bsuch bei der Nachbarin, die hab ich gsehn, aber a bissl weider weg von hier, awer ruft doch mal im Tierheim o, vielleicht hat es jemand gut gemoint und sie dort abgegebe. Tatsächlich, sie war in Daxlanden im Tierheim un die Mama isch mit dem Korb gfahre, sie abzuhole. Die Freude war riesig, vor allem bei Jonas. Ehrlich, i heb se awer net vermisst.

Zum Schluss will i von meim Abendeuer verzehle – des hat drei Monat gedauert, net nur drei Dag, wie bei de Lady Lisa: Also, voriges Johr isch im erschte Stock bei meiner Familie a Küch eigebaut worre. Des war nadürlich viel Arbeit und viel Krawall, bis des passt hat. Zwoi Handwerker ware a do. Alles war mir dann zu viel. Wo die des große Audo mol ausgräumt hen mit dene Deile für die Küch war ja dann Ruh und Platz für mich, un do hab i mi neigeschliche. Do war's ruhig un do muss i a eingschlofe sei. Irgendwann hat was gebrummt und es hat sich was bewegt, ich war noch nie in so enem Audo gefahren, wenn, dann immer nur mit Mama zum Dierarzt. Uf oimal hat's dann nemme gebrummt und die Dür ging uf und die sin ausgestiege, i a. Die beide Menner hen nix gsagt un i a net, es war dunkel und ich bin eh schwarz, do sieht mer me net glei ... Jetzt war i alloi in oiner fremde Gegend, so ähnlich wie bei uns im Garde hat des ausgsehe. Aber koi Leut und koi Meis un koi Vögel. Dann hab i me halt hing-

Der Knaller aber war der, dass die Lisa neben dem Jonas und der Oma bei der Fronleichnamsprozession mitgelaufen ist. Aber auf einmal war sie weg. Sicher ist sie zu Hause, bis wir kommen, dachten sie. Nein, das war sie nicht. Wir haben die Nachbarn in der Straße gefragt, im weiteren Umkreis. Niemand hatte sie gesehen. Einen Tag später erzählte uns die Tochter der Nachbarin, dass sie Lisa weiter weg gesehen hätte, bei der Straßenbahnhaltestelle. »Ruft doch mal im Tierheim an«, meinte sie. Richtig, dort wartete sie nur darauf abgeholt zu werden. Mama fuhr mit Jonas und einem Korb die Lisa abholen. Die Freude war riesig, Jonas war richtig glücklich und Lisa ebenfalls. Nur ich hatte gedacht: Wenn sie jetzt weggeblieben wäre, auch gut.

Zum Schluss will ich von meinem Abenteuer erzählen, das hat drei Monate gedauert, nicht wie bei Lisa nur drei Tage. Also, voriges Jahr wurde bei meiner Familie im ersten Stock eine neue Küche eingebaut. Das war natürlich viel Arbeit – vor allem viel Lärm, bis alles gepasst hat. Zwei Handwerker waren über mehrere Tage beschäftigt. Alles war mir dann zu viel. Als die dann das große Auto mit den Teilen für die Küche ausgeräumt hatten, habe ich mich reingesetzt. Jemand hat die Tür hinten zugemacht und keiner hat mehr nach mir geschaut. Ich muss vielleicht auch eingeschlafen sein, was weiß ich, jedenfalls fing es irgendwann an zu brummen und zu schaukeln und nach einiger Zeit stand das Auto still. Die Tür wurde geöffnet und die Männer holten Teile raus. Husch wusch, war ich im Freien. Wie gut, wenn man schwarz ist und es ist Nacht.

legt un geschlofe. Am annere Morge kam a Mädle un hat mit mer geschwätzt, me mitgenomme ins Haus. Do heb i Fresse gekriegt un sie hen a gsagt, is des doch a schener Kerl. Do war i dann, was hätt i mache solle – es hat mer scho gfalle, aber Hoimweh hab i scho ghabt nach meiner Familie.

Eines Dages isch die Mama von dem Mädle mol mit mir zum Dierarzt und hat was verzehlt, und der hat im Ohr nachgeguckt, hat was abgelese – des muss was Wichtiges sei, was do im Ohr steht, des hen se a von de Lisa verzehlt, wo die im Dierheim war. Dann hat der Dierarzt wo angerufe un dann gelacht und dieser Mama a Nummer gsagt. Warum bin i do net früher drufkomme, hat die Fra gsagt un de Kopf geschüttelt. Zu Hause hat diese Mama wo angerufe un dann war mei Familie am Telefon. Die hen des Ganze a net verschtane, aber die Mama isch glei kommen mit dem Käfig un hat mich geholt. Alle waren erstaunt, dass i widder do war, aber si hen sich gfreut. Die Lisa isch oifach davongelaafe, wie se mi gsehe hat, dere isch des gange wie mir domals, wo sie widder do war nach drei Dag.

Aber wo war ich da? Nun, es gab Gärten und Häuser wie bei meiner Familie in der Gegend, aber ich kannte keine Stimme und wusste nicht wohin. Es war ja Sommer, also legte ich mich in eine Ecke in einem Garten, das bin ich ja gewohnt.

Zuerst hat es mir schon gefallen, alles Neue, und da kam ein kleines Mädchen und eine Frau und sie sagten: »Ach, ist das aber ein hübscher Kater, ein schöner Kerl«, und sie gaben mir zu Fressen und nahmen mich mit nach Hause. Fand ich gut, aber meine Familie fehlte mir so langsam schon. Was sollte ich denn zu diesen Menschen sagen?

Eines Tages ist dann die Mama mit mir zum Tierarzt gegangen und der hat was am Ohr abgelesen, eine Zahl, und die ist meine Registriernummer bei der Leitstelle. Dann wussten sie die Telefonnummer meiner Familie und riefen dort an.

Das war eine Überraschung und eine Freude, ein richtiges Hallo. Ganz schnell war die Mama mit dem Käfig da und hat mich abgeholt. Alle haben sich wirklich gefreut, nur der Lisa hat es nicht so sehr gepasst, sie hat mich nicht mal richtig begrüßt.

Niemand hat verstanden, warum diese netten Menschen nicht gleich am Ohr geguckt haben, das weiß man doch heute, dass man da eventuell eine Nummer ablesen und sich erkundigen kann, wem das Tier gehört. Vielleicht wollten sie mich auch nicht zurückgeben, möglich wäre es.

Wenn ich jetzt bloß ›hallo‹ sag, wenn jemand von de Familie aus einem Audo schteigt, sage se schon, aber net eisteige, Max. Beim Opa hab ich's mol geschafft in de Kofferraum zu hupfe, aber er hat's dann doch gmerkt, bevor er abgefahre isch, schade ...

Es gäb noch viel zu verzehle, vielleicht a anners Mol.

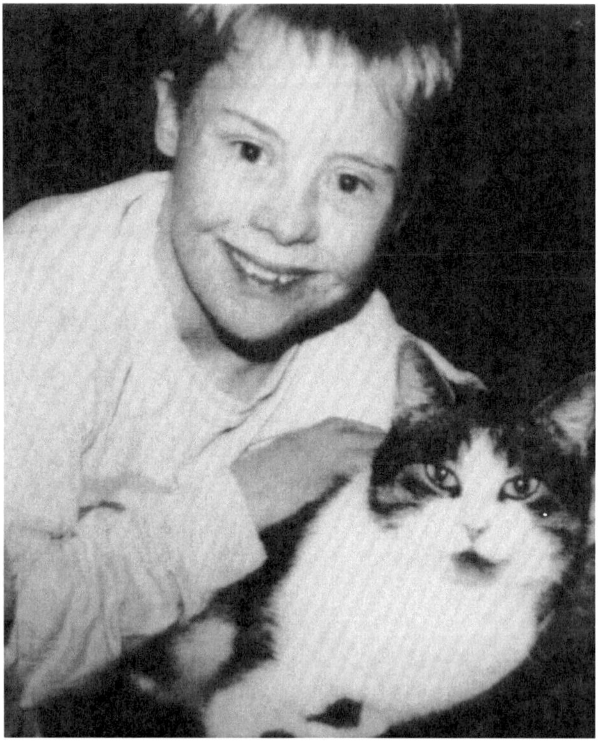

Jonas mit Katze Lisa

Inzwischen sieht jeder aus unserer Familie, der ins Auto steigt, nach, ob nicht irgendwo der Max versteckt ist, sagen sie, und holen mich dann raus. Beim Opa war ich schon mal hinten im Kofferraum drin, aber vorm Abfahren hat er es doch noch bemerkt. Habe auch gar keine Lust mehr so lange fortzubleiben, nur mal wieder etwas Spazierenfahren ...

Ganz besonders gut scheint es Oma und Opa in Spanien zu gefallen, Platz müsste da auch sein im Ferienhäuschen. Sie erzählen oft, die Katzen dort wären so mager. Was das wohl ist? Auf jeden Fall füttern sie ab und zu welche. Es muss aber eine größere Strecke mit dem Auto zu fahren sein und das wäre für mich sicher nicht einfach auszuhalten.

Dieses Jahr ist Oma wohl zum ersten Mal mit dem Flugzeug geflogen, sie war begeistert, wie gut das ablief, aber für mich unmöglich, weil ich doch noch nicht mal im Bus oder in der Straßenbahn mitfahren darf. Nun ja, im Sommer ist es hier auch schön im Garten und der Umgebung.

Es gäbe noch viel zu erzählen, vielleicht ein anderes Mal.

Lady Lisa un Mr. Max (2)
(Karlsruher Mundart)

Es sin a paar Jährche vergange seit der erschte Erzehlung. Mir alle sin älder worre, a die Katze Lisa un Max.

Wie de Max heit so durch de Gegend schleicht, kennt mer besser zu dem Senior Max sage. Noi, vom schwarze Blitz kann koi Red mer sei.

Der äldeschde Enkel Jonas isch 20 Johr – er isch aus de Grundschul un der Berufsschul (in Integration). Sei zwoi Brider sin ins Gymnasium gwechselt un lerne gut un die Cousine in Frankenthal a.

Alles isch so weid im griene Bereich un alle sin relativ groß wore, wie des heit moischtens so isch bei de Junge.

Oma un Opa mache a langsamer – do sag i – warum net, wenn mer über die 70 Johr ald isch

Scho iber a Johr isch koi Vogei un koi Maus als Beut von Max vor de Hausdier gelege, dass er a Lob kriegt. Von de Lisa woiß i des net, ob die noch jagt, die lebt ja scho lang nemme do bei uns.

Awer de Max macht immer noch kloine Besuche bei de Nachbarn. Uf der rechte Seit sin a Katze, da guckt er ab und zu, was es do so zum Middagesse gibt. Wenn de Nachbar uf de linge Seit dahoim isch, geht Max gewies zu dem, um sei Leckerli zu hole.

Lady Lisa und Mr. Max (2)
(Hochdeutsch)

Inzwischen sind einige Jährchen vergangen seit der ersten Erzählung. Wir alle sind älter geworden, auch die Katzen Lisa und Max.

Wie Max heute so durch die Gegend schleicht, könnte man ihn eher Senior Max nennen. Nein, von einem schwarzen Blitz kann nicht mehr die Rede sein.

Der älteste Enkel Jonas mit zwanzig Jahren hat die Grundschule und die Berufsschule inzwischen in Integration durchlaufen, seine beiden Brüder sind ins Gymnasium gewechselt und lernen gut. Cousine Lucia in Frankenthal ebenfalls.

Alles ist so weit im grünen Bereich und alle sind relativ groß gewachsen wie die meisten Jugendlichen heute.

Oma und Opa lassen es auch im Alltag geruhsamer angehen, auch da sage ich – warum nicht, wenn man die siebzig überschritten hat.

Seit über einem Jahr hatte Max weder ein Vogel noch eine erlegte Maus als Beute vor die Haus-Eingangstüre gelegt, um gelobt zu werden. Von Lisa weiß ich nicht, ob sie noch jagt, sie lebt ja schon so lange nicht mehr hier.

Dafür macht Max noch immer kleine Visiten bei den Nachbarn. Auf der rechten Seite gibt es ebenfalls Katzen, da kann man ja mal ab und zu nachsehen, was es da so zu Mittag gibt. Wenn der Nachbar links zu Hause ist, besucht er den ganz sicher, um sein Leckerli abzuholen.

Awer es isch für de Max doch wichdig, an seim Schtammplatz zu sitze, un der isch vor der Hauseingangstür uf de oberschte Dreppestuf.

Ideal für ihn, dass er den für ihn wichdigschte Toill der Stroß übergucke kann, er sieht, wer ins Haus geht und wer rauskommt – a die Nachbarn kann er sehe, wenn er will. Ob die do sin, un dann geht er die glei besuche.

Des Allerwichstigschde awer für ihn isch, die Lisa glei zu sehe – a wenn sie den kloine Fußweg gschliche kommt.

Wenn sie an de Eck sitzt un ward – des kann er grad noch dulde – überquert sie awer die Stroß und mecht zu uns, um en kurze Bsuch zu mache, schtet er uf – er isch ja en stattliche Kater un geht nur a bissl in ihr Richtung – schon isch die Lisa husch wusch weg. Früher hat er sie oft ghauen, mer hen do nix mache kenne – immer kann mer net ufbasse un des verhindrn.

Manchmol, wenn i die Haustür ufmach und seh die Lisa uf de annnere Seit sitze, hofft sie wohl, ich komme, trage sie uf dem Arm zu uns – weil de Max do sitzt.

Ich mache nur einen Schritt und Max hat sich schon in Bewegung gesetzt – Lisa isch wieder weg um die Ecke – den kleinen Weg entlang – nochmol rechts abbiegen – drei Häuser weiter und sie isch bei ihrer Adoptivfamilie in Sicherheit vor ihrem rabiaten Bruder Max.

Von der Katz Lisa woiß i wenig, nur was Jonas verzehlt, wenn er dort zu Bsuch war.

Manchmol rufe die ihn an, un frage, ob er Zeit hat, mit zum Tierarzt zu fahre. Wenn Jonas dabei isch, schwätzt er mit ihr und streichelt sie – do geht sie ohne Problem in den Transportkäfig. A beim Tierarzt ist sie ruhiger. Die

Ansonsten ist es doch wichtig für ihn, seinen Stammplatz einzunehmen und der ist vor der Hauseingangstür auf der obersten Treppenstufe.

Ideal, um den für ihn wichtigen Teil der Straße überblicken zu können. Vor allem bekommt er mit, wer ins Haus geht, wer aus dem Haus kommt – auch die Nachbarn hat er so im Blickfeld, wann sie da sind und er eine kleine Visite machen könnte.

Das Allerwichtigste für ihn aber ist, Lisa sofort zu erspähen, selbst wenn sie durch den kleinen Fußweg geschlichen kommt. Sitzt sie an der Ecke und wartet – das duldet er gerade noch, überquert sie die Straße – möchte eventuell einen kurzen Besuch bei uns machen und traut sich näher heran – bringt er sich in Position, schließlich ist er ja ein stattlicher Kater – er geht nur ein wenig auf sie zu und husch, wusch, Lisa ist weg. Früher hat er sie oft gehauen, wir konnten da nicht immer eingreifen und es verhindern.

Manchmal, wenn ich die Haustür öffne und zufällig Lisa an der Ecke sitzen sehe und sie hofft – obwohl der Max hier sitzt – ich käme rüber und würde sie auf dem Arm abholen – ja, denkste – da hat er sich schon in Bewegung gesetzt und Lisa ist weg um die Ecke – nur den kleinen Weg entlang, noch rechts abbiegen, drei Häuser weiter und sie ist bei ihrer Adoptivfamilie in Sicherheit vor ihrem rabiaten Bruder Max.

Von Katze Lisa weiß ich wenig, nur das, was Jonas erzählt, wenn er dort zu Besuch war.

Ab und zu rufen sie an bei ihm, und fragen, ob er Zeit hat, mit zum Tierarzt zu gehen. Wenn er dabei ist, geht

Zwoi möge sich arg un Jonas isch traurig, dass de Max die Lisa vertriebe hat und so rabiat zu ihre isch.

Mir sin dankbar, dass Lisa sich bei der Adoptivfamilie wohl fühlt un die sie möge. »Woisch«, sagt Jonas, »die Lisa war so lieb un kloi, wo mir sie bei de Mama ausgsucht hen – die heb i rausgsucht – die aneren den freche schwarzen Max.«

De Kater Max kann jo alles sehe – die Nachbarn – wichdig für ihn – Katze Lisa. So isch des bequem für ihn abzuwarden, wer aus dem Haus kommt un wer ins Haus geht Do kann er sich raussuchen, wann er hoch mecht zu seiner Familie zum Fressen und Trinke – später noch a Runde dösen ... un widder raus vors Haus. Wenn koi Familiemitglied runnergeht, steht der vor die obere Tier und zoigt dene, dass er runner will. Geht koiner mit, laaft er alloi nach unne un legt sich unne vor unsere Tür uf die Fußmatt, warted, wer als Nächstes die Tür für drausse uffmacht, un geht mit.

Wenn wir es nicht wisse däde, dass er sich uf die Fußmatt legt, würde me schon drüber scholpere. Manchmol liegt er im Sommer bei de große Hitz im Keller – do sin a zwoi Matte. Do denkt er net an Lisa – sicher wegen de große Hitz. Vom Keller aus kann er se nämlich net sehe, nur wenn er sie im Hausflur hören dät.

Lisa problemlos in den Transportkäfig, er redet mit ihr ganz lieb und streichelt sie. Beim Tierarzt ist sie auch ruhiger.

Die beiden mögen sich sehr, es tut Jonas auch leid, dass Max die Lisa vertrieben hat und so rabiat zu ihr ist. Wir haben hin und her überlegt, was wir tun könnten. Eigentlich nichts – leider – man kann nicht immerzu aufpassen.

Wir sind dankbar, dass Lisa sich in ihrem neuen Zuhause wohl fühlt und dass die Familie Lisa mag.

»Weißt du, Oma«, meinte Jonas, »die Lisa ist so lieb, die habe ich damals ausgesucht, die anderen den frechen schwarzen Max.«

Da Kater Max an seinem Stammplatz alles überblicken kann, die Nachbarn im Blickfeld hat – vor allem Katze Lisa –, ist es bequem für ihn abzuwarten, wer aus dem Haus kommt und wer ins Haus geht. Dadurch kann er wählen, wann er hoch zu seiner Familie möchte, um zu fressen und zu trinken – danach noch eine Runde zu dösen und wieder raus vors Haus. Geht kein Familienmitglied nach unten, steht er vor der oberen Wohnungstür und zeigt damit an, dass er nach unten möchte. Wenn keiner mit ihm nach unten geht, legt er sich unten bei uns vor unsere Wohnungstür auf die Matte und wartet, bis wir oder später jemand von oben kommt und nach draußen geht.

Wenn wir es nicht wüssten, dass er manchmal vor der Tür liegt, müsste man vorsichtig sein, nicht über ihn zu stolpern. So manches Mal legt er sich im Sommer bei der größten Hitze in den Keller, da sind auch zwei Matten. Seltsamerweise denkt er da nicht an Lisa – wahrscheinlich wegen der großen Hitze. Im Flur kann er Lisa jeden-

Obends liegt er gern bei Papa ab und zu zum fernsehe, danach kann er ja immer noch auf seine nächtliche Streifzüge, er isch ja net bloß stattlich, er isch a stolz und nach seinem Rhythmus sitzt er morgens wieder vor de Tür auf seinem Platz ...

Moischtens wenn die Familie gegesse hat, setzt sich Max bei oinem uf de Schoß, zum Beispiel bei Mama, Moritz odder Jonas un will gschtreichelt werre.

Des macht er a bei de Geburtstagsfeiern im Garde. Beim Grille liegt er im Gras un beobachtet alles – er isch ja scho en Familienkater, die drei Bursche von kloi uff gewohnt, a die Cousine mag ihn gern.

Vor etwa zwoi Johr hat er zu unserer Überraschung oin erlegte Vogel nebe de Grill glegt. Mir hen ihn gefrogt, ob mir den Vogei a grille solle, die Antwort hat awer koiner verschtande.

Im Garde hat sich einiges verändert, das Gerüst mit den Schaukeln isch abgemacht – des ufblasbare Schwimmbecken isch nemme do un es isch a Pergola aus Hoiz gebaut worren – richdig gemietlich un stabil. A Hochbeet isch anglegt worre.

Die zwei Nussbeem stehen noch, schade die Nüsse sin schon seit etwa drei Johr schwarz – hen viele Bekannt a verzehlt, isch a scho in de Nachrichten komme. Soll a Pilzbefall sei. Des Laub bringe mer in Säcke zur Kompostanlag von de Stadt, die verbrennen die Blätter un des isch wichdig wegen dem Pilz. Bis heit woiß mer koi Gegenmiddel. Mir hoffe, es gibt mol a Lösung.

falls nicht übersehen, er würde ja bemerken, wenn sie ins Haus käme.

Gegen Abend liegt er gerne bei Papa ab und zu zum Fernsehen, danach kann er ja immer noch auf seine nächtlichen Streifzüge, er ist ja nicht nur stattlich, sondern auch stolz und nach seinem Rhythmus sitzt er ja morgens wieder vor der Haustür auf seinem Platz.

Meistens, nachdem die Familie gegessen hat, setzt er sich gerne auf den Schoß zum Beispiel von Mama oder aber von Moritz oder Jonas und genießt es, gestreichelt zu werden.

Das macht er auch zu gerne bei den Geburtstagsfeiern im Garten. Beim Grillen liegt er im Gras und beobachtet alles – er ist ja schon ein Familienkater, die drei Burschen von klein auf gewohnt, auch die Cousine mag ihn sehr.

Vor etwa zwei Jahren hat er zu unser aller Überraschung neben den Grill einen erlegten Vogel gelegt. Wir haben ihn gefragt, ob er ihn gegrillt haben wollte, haben die Antwort von Max aber nicht verstanden.

Ja, im Garten hat sich einiges verändert, das Gerüst mit den Schaukeln ist abgebaut, das aufblasbare Schwimmbecken existiert nicht mehr und es wurde eine Pergola aus Holz gebaut – richtig gemütlich und stabil. Ein Hochbeet ist angelegt worden.

Die zwei Nussbäume stehen noch immer, leider sind die Nüsse schon drei Jahre schwarz, davon haben viele Bekannte ebenfalls erzählt, es kam auch schon in den Nachrichten. Es soll ein Pilzbefall sein. Das Laub bringen wir in Säcken zur Kompostanlage der Stadt, die verbrennen die Blätter und das ist wichtig wegen dem Pilz. Bis

Die Rabe fühle sich immer wohler hier im Garde. Heut probiert Max nemme, die zu jagen, er hat kapiert, dass die mehr sind wie er, und des Geschrei von denen kann er net habbe, irgendwann habe den die Rabe gescheucht – net er sie.

Unsere zwoi Eichhörnchen sin Schtammgäst – die übersieht er oifach.

Unser Haus isch für kloinere Kinner zum verstecke schpiele un zum suchen un finde ein Paradies. Zur Eingangstür rein, de Kellertrepp runner, wieder hoch – in den Anbau bei Opa – wenn die Türe im Sommer offen schteht noch oifacher – nämlich durch den Anbau un vome die Tür auf und raus – rund ums Haus – (Schlüssel für Carport in Tasche) aufschließen und zuschließen ... des ärgert die annere ... hinterm Haus wieder die Kellertrepp runner, im Keller sinn a Räum genug. Un des hat Max ebe a gerne gemacht – durchs Haus laufe.

Das waren annere Zeite – heute schpiele mer am großen Tisch Domino, Rummy Cup oder UNO. Ja, die Zeite ändern sich un a die Gewohnheite.

Nach dem Grillen sitze mer gemüdlich um de Tisch und Kater Max isch a dabei. Wenn er bei Jonas sitzt, der ihn so richdig knuddelt un sein Kopf zu ihm beugt, schleckt Max ihm die ganze Hoor ab – wohl nach dem Motto , ach was für a schenes Fell – und Jonas muss lachen und Max schleckt, un je mehr Jonas lacht, je mehr schleckt Max weider, bis es Jonas zu viel wird un er ihn auf die Erd setzt.

heute weiß man kein wirksames Mittel. Wir hoffen, irgendwann gibt es eine Lösung.

Die Raben fühlen sich immer wohler hier in den Gärten. Heute versucht Max nicht mehr, sie zu jagen, er hat bemerkt, dass sie in der Überzahl sind, und ihr Geschrei ist ihm dann doch lästig, zum Schluss haben ihn die Raben gescheucht nicht mehr er sie.

Unsere zwei Eichhörnchen als Stammgäste übersieht er inzwischen geflissentlich.

Unser Haus ist für kleinere Kinder zum Verstecken und Suchen und Finden ein Paradies: Zur Eingangstüre rein, die Kellertreppe runter und wieder hoch, in den Anbau bei Opa – wenn die Türen im Sommer offen stehen noch einfacher, nämlich nach vorne und dort die Türe wieder raus und ums Haus rum, wenn man dann noch den Schlüssel zum Carport in der Tasche hat (ein Vorteil) Türe auf- und wieder abschließen, durch den Garten am hinteren Haus entlang, die Kellertreppe runter wieder in den Keller und dort unten sind auch Räume genug. Da macht Max auch gerne mit beim Durchs-Haus-Toben.

Aber das waren andere Zeiten – heute spielen wir eher am großen Tisch Domino, Rummy oder UNO. Ja, die Zeiten ändern sich verständlicherweise und somit die Gewohnheiten.

Nach dem Grillen sitzen wir gemütlich um den Tisch und Kater Max ist auch dabei. Wenn er bei Jonas sitzt, der ihn so richtig knuddelt und seinen Kopf zu ihm runterbeugt – schleckt Max ihm die Haare – wohl nach dem Motto: Ach, was für ein schönes Fell – und Jonas muss lachen und

Wenn de Familie scho für a paar Tag in Urlaub war un die Oma den Max versorgt hat – sucht er de Familie in de Wohnung, die fehle ihm scho, des kann mer gut merken. Er hat jo scho von kloi uf bei denen gelebt. In der Zeit, wenn die weg sin, sitzt er noch öfter an seinem Schtammplatz und wartet ...

Neilich hat Max a unagnehme Nacht im Anbau von Opa hinter sich ghabt. Irgendwie hat Opa net gmerkt, dass Max sich in einer Ecke zum schlafen gelegt hatte, un hat die Tür am Abend zugschlosse. Die Fenster ware gekippt, es war net möglich rauszukomme.

Mir hen koi Katzenklo mehr und so ware die Stunden für Max arg anschtrengend, weil er arg reinlich ist. Hier bei uns in der Wohnung kann man ihn leider net höre, wenn er im Anbau isch. Inzwische rief Opa: »Hallo Max – ich werd jetzt die Türe abschließe – wo bisch du?«, u wart noch a bissele. Darauf hat Max bis jetzt immer reagiert.

Mir moinen, der Max hat a bissele a andere Stimmlage seit em letschte Johr besonners, wenn die Oma morgens zu ihm sagt; »Gude morge, Max« – kam früher eine Antwort, wie halt Katze miauen – sie moint er sagt »gute morge« und wenn er die Treppe hochlaaft noch »danke«.

dadurch schleckt Max immer weiter, bis es Jonas zu viel wird und er ihn wieder auf die Erde setzt

Wenn die Familie für einige Tage in den Ferien ist und die Oma ihn versorgt, sucht er verständlicherweise nach der Familie in der Wohnung, sie fehlt ihm dann doch – das merkt man. Er ist ja bei ihnen die ganzen Jahre aufgewachsen. In dieser Zeit sitzt er noch öfter an seinem Stamm-Platz vor der Hauseingangstüre, um ja nicht zu verpassen, wenn die Familie mit dem Auto wieder zurückkommt.

Vor einiger Zeit hat Max eine unangenehme Nacht im Anbau von Opa verbracht. Irgendwie hatte Opa nicht bemerkt, dass Max sich in einer Ecke verkrochen hatte, um etwas zu schlafen, und schloss die Türen gegen Abend ab, die Fenster waren nur gekippt, es war ihm also nicht möglich, aus dem Raum zu entkommen. Wir haben kein Katzenklo mehr und so waren die Stunden für Max sehr anstrengend, da er sehr reinlich ist. Hier von der Wohnung aus kann man sein Maunzen leider nicht hören. Inzwischen rief Opa: »Hallo, Max, ich werde jetzt die Türen abschließen. Wo bist du?« Er wartet dann eine kurze Zeit und darauf hat Max bis jetzt gut reagiert.

Wir sind der Meinung, dass sich die Stimmlage von Max in den letzten Jahren nach und nach etwas verändert hat.

Wenn die Oma ihn morgens begrüßte: »Guten Morgen, Max«, kam eine Antwort wie Katzen maunzen. Sie hatte das Gefühl, er sage auch »guten Morgen« – und wenn er die Treppe nach oben lief, kam vielleicht noch kurz so was wie »danke«.

Hab von manche Freunde un Bekannte ghört, die reden a mit ihren Katzen un die mit ihnen. Man mag es glaben oder a net.

Jetzt hört es sich bei Max mehr an wie »bewämä« und kurz »bemä«. Soll sicher das Gleiche hoise, hört sich awer mehr wie das Blöken von enem Schof o.

Wir amüsieren uns alle drüber ... und sagen manchmal: »Hallo, du kleines schwarzes Schof, wie geht es dir?« Denke, Max isch des wohl nicht so wichtig.

Erinnere mich gern an das Lied »Schwarzer Kater Stanislaus, schnurre-di-burri-di-bum – war der Schreck im ganzen Haus«. So kann ich das jetzt nicht bestätigen, bei Max eher de Schreck für Lisa.

Habe mich an Katzenfräulein Lou erinnert, hab nachgelesen, was die gemacht hat. Sie hat ihm ein Ding verpasst, das war gar nicht dumm, dass er auf den Pfoten saß und nun ist er friedlich.

Ja, hätt des mol Lady Lisa gmacht. Awer Lisa isch ebe net Katzenfräulein Lou, die mit dem sanften Blick ...

Ich habe von einigen Freunden gehört, dass sie ebenfalls mit ihren Katzen reden und die mit ihnen. Mag man glauben oder auch nicht.

Jedenfalls jetzt hört es sich bei Max eher an wie »bewäbä« und »bewä«. Soll sicher dasselbe heißen, hört sich aber eher wie das Blöken eines Schafes an. Wir amüsieren uns alle schon und rufen ab und zu: »Hallo Max, du kleines schwarzes Schaf, wie geht es dir?«

Ich denke, Max ist das wohl nicht so wichtig. Ich habe mich erinnert an das Lied »Schwarzer Kater Stanislaus – schnurre-di-burri-di-bum, war der Schreck im ganzen Haus« – so kann ich das jetzt nicht bestätigen bei Max – eher ist er der Schreck für Lisa. Ich habe mich auch an Katzenfräulein Lou erinnert, wollte nochmals nachlesen, was die gemacht hat. Ja, sie hat ihm ein Ding verpasst, das war nicht dumm, dass er auf den Pfoten saß – nun ist er friedlich.

Ja, hätte das mal Lisa gemacht. Aber Katze Lisa ist eben nicht Katzenfräulein Lou, die mit dem sanften Blick ...

JONAS

Omas Lieblingsfoto

Wie schön, dass du geboren bis –
wir hätten dich sonst sehr vermisst …

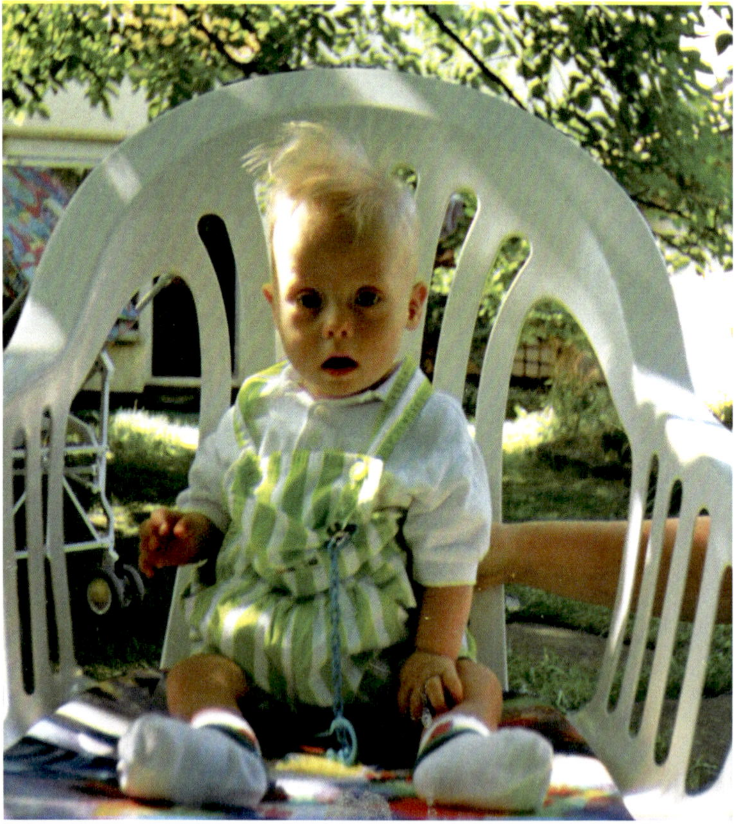

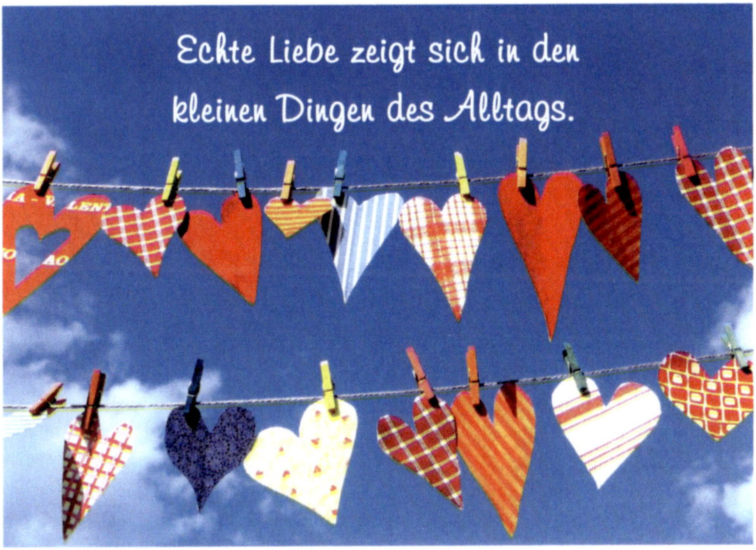

Diese Karte bekam Jonas zu seinem zwanzigsten Geburtstag.

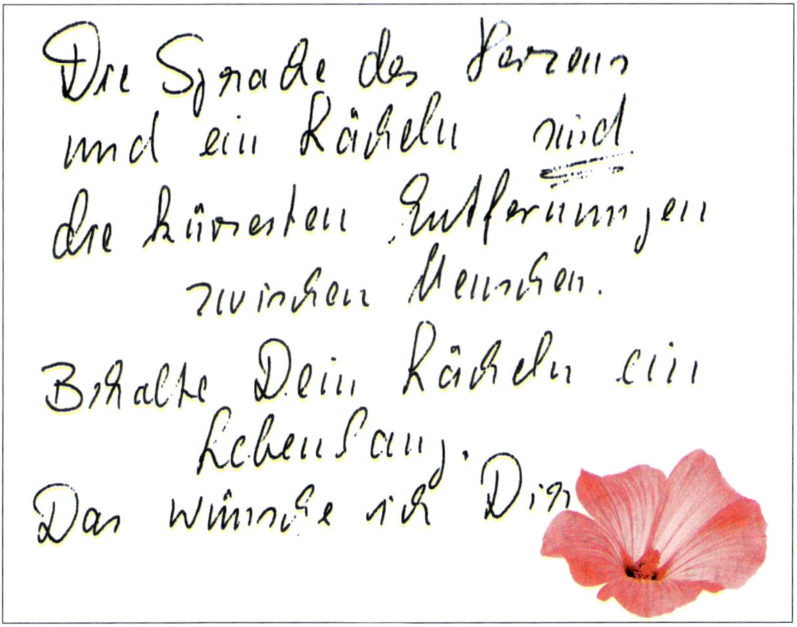
Die Sprache des Herzens
und ein Lächeln sind
die kürzesten Entfernungen
zwischen Menschen.
Behalte Dein Lächeln ein
Lebenlang.
Das wünsche ich Dir

Vor zwei Jahren kam Jonas vom Familienurlaub zurück und rief: »Oma, Augen zu – Überraschung.« Das ist so seine Masche. Dann hatte ich dieses Elefantenkärtchen in der Hand.

Das hat mich so sehr gefreut, zum einen, weil ich Elefanten schon seit Jahren sammle, aber auch die Aussage »Mit dir an meiner Seite fühle ich mich stark« und wie niedlich der kleine Elefant sich mit seinem Rüsselchen an den großen hängt, gefällt mir.

Ab und zu fragt er nach: »Oma, hast das Kärtchen noch?« – »Aber sicher, Jonas!« Und meistens zeige ich ihm, dass es noch da ist, er lächelt und es ist gut für ihn. Manches Mal meint er auch: »Aber das haben wir doch mal wieder gut zusammen gemacht – nicht wahr?«

Wie er mir erzählte, hat er das Kärtchen alleine entdeckt, die restliche Familie hat das bestätigt.

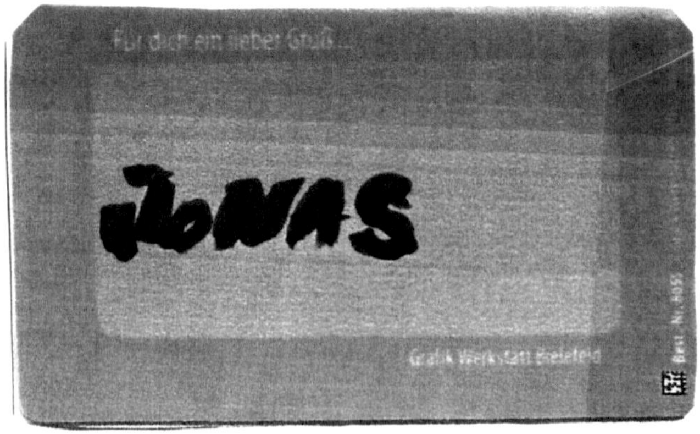

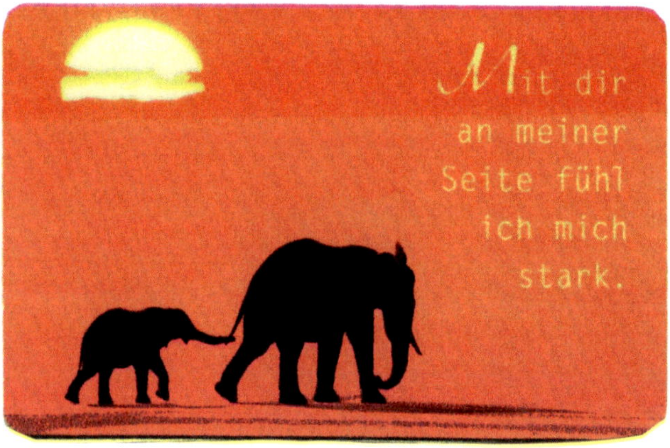

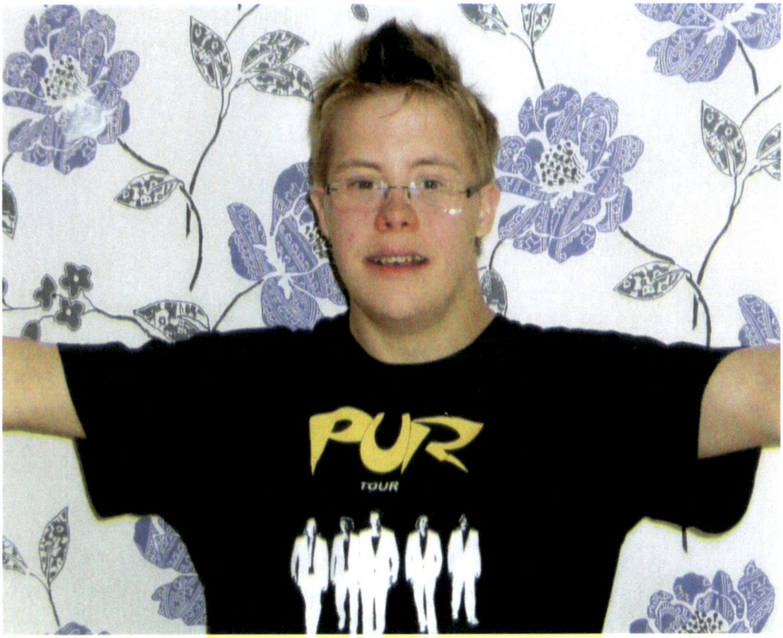

Jonas ist PUR-Fan

Damals im August 1992, als Enkel Jonas gegen Abend bei Mama und Papa im Diakonissenkrankenhaus hier in Karlsruhe ankam, war die Freude innerhalb der Familie riesig. Urgroßeltern, Omas und Opas, Tanten und Onkel freuten sich mit »Hurra – hurra, der erste Enkel ist da ...«

Am nächsten Tag wurde uns von den Ärzten angedeutet, es bestehe Verdacht auf Down-Syndrom bei Jonas, was sich ja dann auch bestätigte.

Wenn ich so zurückdenke, wie er in seinem Bettchen lag – schwach, irgendwie zerbrechlich und klein ... trotzdem habe ich persönlich keine eindeutigen Symptome erkannt, so meine ich.

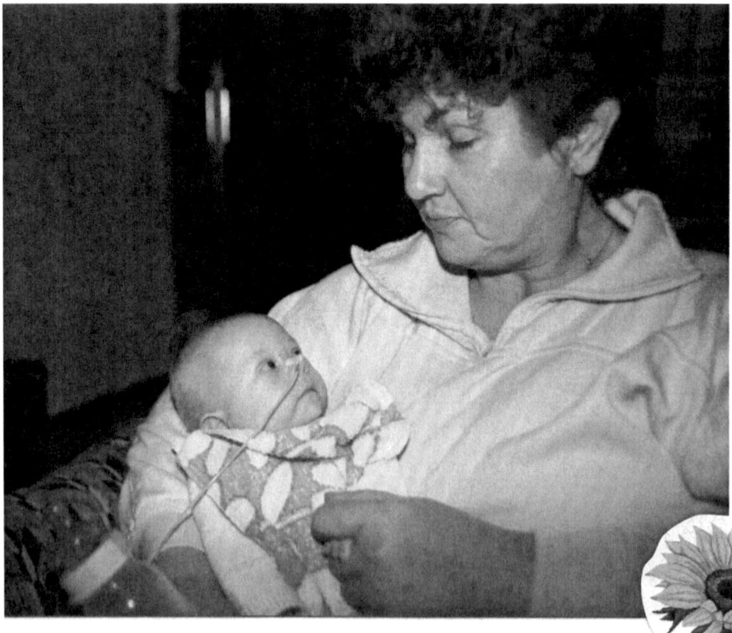

Oma Heiderose mit Jonas

Nach der endgültigen Diagnose waren wir alle irgendwie hilflos, so würde ich es ausdrücken. Keiner von uns hatte Erfahrung mit dem Down-Syndrom, weder innerhalb der Familie – noch bei Freunden oder Bekannten.

Fragen über Fragen tauchten auf: warum, wieso, weshalb. Noch viel mehr Gedanken machten wir uns darüber, wie das wohl sein würde. Kann Jonas je sprechen, laufen und springen, wie entwickelt er sich?

Die Mama wurde nach einigen Tagen aus der Klinik entlassen, Jonas wurde in die Städtische Kinderklinik hier in Karlsruhe verlegt mit der Begründung, dass eine OP am Herzen unbedingt nötig sei und man ihn unter Aufsicht dafür aufpäppeln müsse.

Die Eltern von Jonas wohnten zu dieser Zeit in der Nähe der Kinderklinik – das war wenigstens eine Erleichterung für seine Mama, unsere Tochter –, die ihn jeden Tag besuchte.

Nach einiger Zeit wurden die Eltern gebeten, zur Voruntersuchung mit Jonas nach Bad Oeynhausen zu fahren. Wir hatten damals noch nicht unsere Herzspezialklinik hier in Karlsruhe. Das Personal war anscheinend nicht gerade entgegenkommend, wie mir erzählt wurde.

Angeblich konnte man die OP noch nicht durchführen, obwohl Jonas soweit okay sei. Muss man nicht verstehen. Er kam wieder zurück hier in die Kinder-Klinik und ein neuer Termin wurde uns mitgeteilt.

Dieses Mal fuhren Oma und Mama mit Jonas zur OP. Wir hatten uns Privatzimmer gebucht, mit denen wir durchaus zufrieden waren, falls die OP länger dauern würde.

So wie die Eltern es geschildert hatten, war das Personal tatsächlich, ohne jetzt näher darauf einzugehen.

Jedenfalls ist so viel zu sagen – die Ärzte gaben sich distanziert, fanden die Unterlagen von Jonas längere Zeit nicht.

Auch die Krankenschwestern taten ziemlich distanziert – nein nicht nur uns gegenüber, generell. Denen ist wohl nicht ganz klar, wie diesen Müttern zumute ist, die auf einen OP-Termin für ihr Kind warten, wie mir einige im Wartezimmer erzählten. Diejenigen, die im Umkreis von etwa 50 Kilometern wohnten, bekamen Termine, und es wurde erwartet, dass sie wieder anreisten. Manche wurden zwei- bis dreimal vertröstet.

Eine Mama tat mir besonders leid, dieses kleine Menschenkind, das sie im Arm hatte sah, aber auch wirklich sehr mitgenommen aus. Schon zweimal war der Termin verschoben worden, das Baby hatte morgens keine Nahrung bekommen, um 12 Uhr hieß es dann: heute keine OP mehr, jetzt füttern. Nein, sie hätte keine Unterstützung, weder von ihren Mann noch von ihren Eltern oder sonstigen Verwandten. Sie wisse überhaupt nicht, wie das noch weitergehen würde, wie sie das alles schaffen sollte.

Am nächsten Tag erzählten auch andere Mamas, wie es ihnen schon ergangen sei, kaum einer würde sich um die Kleinen richtig kümmern – auch um sie nicht.

Die hätten doch kein Verständnis, wie es ihnen und den Babys gehen würde. Ich habe diese Mütter so gut verstanden. (Durch die Warterei bekam man doch Einiges mit, es dauerte ja Tage.)

Da ist wieder das, was wir nicht sehen (wie vom Mond),

die Seele der Mütter und Kinder aber vergisst nicht, diese Gleichgültigkeit der Umwelt, würde ich jetzt mal sagen.

Zwei Muttis haben mich gefragt, ob ich nicht für sie sprechen könnte, wir hätten jetzt doch so schnell einen OP-Termin bekommen. Wenn die wüssten, dachte ich mir, was wir für einen Ärger hatten und wie ich mich mit dem Arzt und der Helferin gezofft hatte. Leider musste ich ihnen erklären, meine Energie sei halt auch nicht unerschöpflich, sie sollten doch nochmals Freunde ansprechen, wenn die Familie schon nicht helfen würde.

Nun kommt bei diesen Muttis zu allen Sorgen, diesen Fragen – warum und wieso und warum gerade wir? – diese Hilflosigkeit dazu und, nicht zu vergessen, die Ablehnung innerhalb der Familie. Das ist das Allerschlimmste.

Wie lange würden diese Muttis das durchstehen?, fragte ich mich Wie würden sich diese Baby entwickeln unter solchen Voraussetzungen?

Mit diesen Müttern hatte ich keinen Kontakt mehr, aber ich habe nach Jahren bei anderen Müttern erlebt, wie sich solche Sorgen auswirken auf die Seele und dann auf die körperliche Gesundheit. Auch hier waren es nicht die Kinder mit Down-Syndrom – es war die Umwelt: keine Unterstützung innerhalb der Klinik und zu Hause.

Wie dankbar waren wir, dass die Herz-OP bei Jonas gut über die Bühne ging. Wir waren noch drei Tage dort, solange er in der Überwachung war, dann wurde er per Hubschrauber in Begleitung eines Arztes wieder hier in die Kinderklink gebracht.

Es dauerte noch etwas, bis er endgültig entlassen wurde.

Dann feierten wir die Taufe ... wir waren alle sehr dankbar. Er entwickelte sich zusehends bei Mama und Papa zu Hause. Er strahlte, wenn man ihn in den Arm nahm, erkannte die Stimme, wenn man mit ihm sprach, und er strahlte – damals schon ein kleiner Sonnenschein.

(Es tut nicht gut, immerzu zu grübeln, aber öfter habe ich an diese und die nachfolgenden Mamas und kleinen Kinder mit Down-Syndrom gedacht. Aber wie dankbar war ich, dass sich Jonas zusehends erholte und entwickelte.)

Die Eltern meldeten ihn hier im Stadtteil bei uns im Kindergarten Bethlehem an in Einzelintegration. Das war eine gute Entscheidung.

In seiner Gruppe waren zwei Erzieherinnen tätig. Eine davon war Diakonisse und eine war eine einfühlsame Frau, die nach der Montessori-Lehre ausgebildet war. Sie war ein richtiger Fan von Jonas und er war begeistert von ihr. Es beruhte auf Gegenseitigkeit. Sie hat viel zu seiner Entwicklung beigetragen. Leider war sie dann immer öfter krank und musste schließlich den Dienst aufgeben. Da keine Besserung in Aussicht stand, war die Lösung für sie die Frührente. Schade!

Wir haben dann zusammen hier im Haus umgebaut und auch angebaut, die junge Familie zog hier ein und wohnte im ersten Stockwerk. Richtig: Alles im Leben hat seine zwei Seiten und die Sprüche: Jung und Alt gehört nicht zusammen, gibt es auch. Die das sagen, haben vielleicht kein Kind mit Down-Syndrom in der Familie. Für Jonas war es sicher gut.

Nach etwa zwei Jahren kam noch ein Enkelchen an mit Namen Moritz. Er hat diese Erzieherin ebenfalls gerne gemocht. Drei Jahre später kam dann unser Enkel Felix hier an. Cousine Lucia hat das Kleeblatt komplett gemacht. Sie ist inzwischen 16 Jahre alt; Felix wird 15 Jahre und Moritz wird nächstes Jahr 18 Jahre alt. Jonas, unser Ältester, hatte ja dieses Jahr eine runde 20.

Die Cousine war öfter mal für einige Tage im Kindergarten zu Besuch. Ihr hat es immer gut gefallen, wie sie lachend erzählte. Sie haben es alle genießen können, dort im Kindergarten zu sein ...

Für die drei Burschen war der große Garten herrlich zum Spielen. In ihrem aufblasbaren Schwimmbecken konnten sie nach Herzenslust plantschen, auch Lucia, wenn sie zu Besuch kam mit ihrer Mama. Manchmal war sie auch einige Tage in den Ferien hier und dann wieder mal zwei, drei Tage zu Besuch im Kindergarten. Die unterschiedlichen Ferienzeiten in der Pfalz und in Baden-Württemberg sind manchmal gut dafür. Es hat ihr immer gut gefallen mit ihren drei Cousins.

Unser schwarzer Kater Max darf dabei nicht fehlen, er ist ein Familien-Kinder-Kater, legt sich beim größten Radau ins Gras und beobachtet alles. Wenn es ihm wirklich zu laut wird, kann er ja immer noch vielleicht in den Keller oder vors Haus oder in einen Nachbargarten, Möglichkeiten gibt es genug. Nur in ein anderes Auto wird er wohl nicht mehr einsteigen, das war ein Erlebnis, solange weg von der Familie.

Wie oft haben wir Geburtstage gefeiert und gegrillt im Garten, UNO gespielt, und bei Hitze ging es ab ins aufgeblasene Schwimmbecken, das groß genug war für alle vier Kinder. Eine Schaukel war auch vorhanden, an einem gut verankerten Balken angebracht.

Gematschelt wurde mit Begeisterung unterm Nussbaum, da haben alle mitgemacht und Wasser gebracht und anschließend ausgesehen wie nach einer Schlammschlacht. Die Gräben waren relativ tief, für Jonas aber nicht genug. Seine Spezialität war graben, noch tiefer graben und wie oft kam er beim graben bis zu den Wurzeln des Baumes. Manchmal stoppten wir ihn dann halt doch.

Das Wasser tat dem Baum natürlich gut, dass die Erde aufgelockert wurde auch, aber die Wurzeln freigraben eben nicht. Der Schatten unterm Baum wiederum tat den Kindern gut.

Jonas wurde in die Werner-von-Siemens-Schule hier im Stadtteil in Einzelintegration eingeschult. Die Schule ist von unserem Haus etwa zehn Gehminuten entfernt. Übrigens besuchten seine Mama und seine Tante ebenfalls diese Grundschule bis zum Wechsel in das Gymnasium, auch Bruder Moritz und Felix waren dort Schüler und im gleichen Gymnasium nebenan.

Die Direktorin war immer sehr verständnisvoll Jonas gegenüber. Ein Glück war auch, dass Jonas in den ersten Klassen eine liebevolle Lehrerin hatte, die sich die meisten Eltern als Klassenlehrerin für ihre Kinder wünschten. Leider wurde sie krank, als Jonas die vierte Klasse besuchte. Nach einer Operation bekam sie eine Infektion im Krankenhaus und war ein Jahr lang nicht im Schuldienst.

Alles in allem war es sicher nicht immer einfach für ihn und auch für die anderen, aber er hat es gut überstanden. Bis zur neunten Klasse war Jonas in dieser Grundschule.

Die Kommunion von Jonas war sehr feierlich. Der damalige Pfarrer ging sehr auf Jonas ein und war ebenfalls verständnisvoll. Er war sofort dafür, dass Jonas ministrieren könne, kein Wenn und Aber war da zu hören.

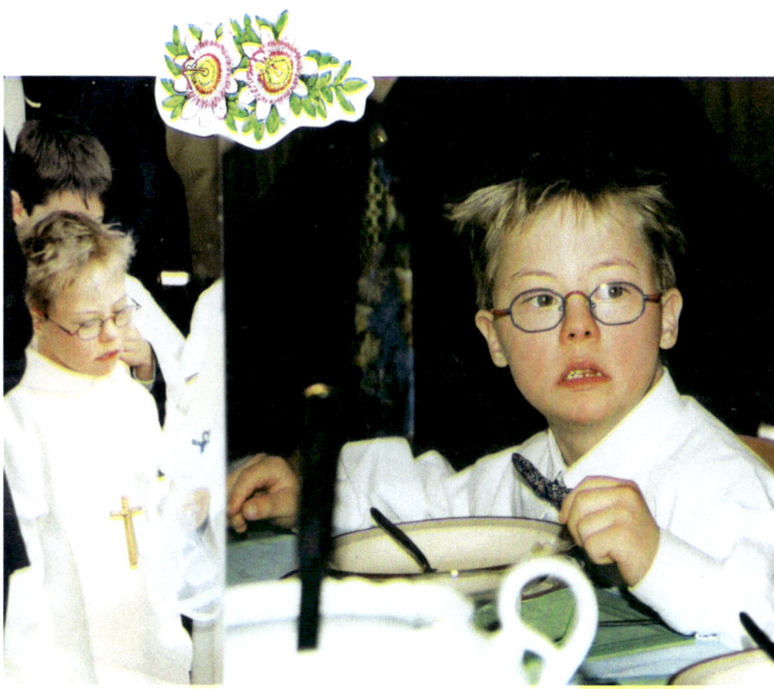

Für Jonas war es nicht einfach, den gesamten Ablauf zu verstehen, dazu das Stillsitzen und das vor versammelter Gemeinde. Aber nach und nach bewältigte er auch dieses.

Wir lernten zusammen das Lied »Großer Gott« auswendig und wenn nur ein Vers gesungen wurde, frohlockte er mit Begeisterung.

Die gesamten Ministranten haben jährliche Ausflüge mit dem Bus unternommen, da war Jonas gerne dabei. Verständlicherweise kamen immer wieder Neue, das war für Jonas nicht so einfach, da viele, die er gekannt hatte, weggeblieben sind.

Es war vielleicht auch das Alter ab dem achtzehnten Geburtstag, jedenfalls wollte er bei den Ausflügen nicht mehr mit. Verständlich auch, da er noch so viele andere Interessen hat. Sein Terminkalender ist oft randvoll, wie er selbst sagt, aber solange er mit Begeisterung bei einem Hobby ist, kann es nur gut und richtig für ihn sein. Warum sollte er nicht selbst auswählen können, was er mag und was nicht.

Voriges Jahr um meinen siebzigsten Geburtstag unterhielt ich mich mit unserem HNO-Arzt, der die Familie schon seit etwa zwanzig Jahren kennt, auf jeden Fall etwa seit der Geburt von Jonas. Er ist sehr verständnisvoll und es sind relativ viele Familien mit Kindern mit Down-Syndrom dort in Behandlung – Mundpropaganda könnte man dazu sagen.

»Eigentlich sind Sie doch noch gut drauf für Ihr Alter«, meinte er und lachte.

»Ja«, sagte ich, »wenn das Übergewicht nicht wäre, würde ich Ihnen auf der Stelle zustimmen.«

Er lachte wieder und meinte: »Das ist Ihr Ventil und ein Ventil braucht jeder Mensch (man sagt nicht umsonst Kummerspeck – Diäten helfen da nur zeitweise – sie meinen es gäbe ihnen Schutz ... dann ist es halt so).«

Er mag Jonas gerne, hat seine gesamte Entwicklung mitbekommen und kennt ihn auch aus der Kirchengemeinde – findet es bewundernswert, dass Jonas noch immer bei den Ministranten ist und ab und zu noch Dienst macht.

Dann meinte er: »Sehen Sie sich doch mal um bei anderen Familien mit Kindern mit Down-Syndrom, was sich da so alles angesammelt hat, sei es eine gewisse Hilflosigkeit – Überforderung, oder eher noch die Gleichgültigkeit oder die Beurteilung durch die Umwelt. Dabei spreche ich weniger von den Kindern, sondern eher von den Müttern – Sie wissen das im Grunde selbst, wir brauchen darüber nicht zu reden, dabei kann man erkennen, die Seele vergisst nichts und durch Krankheiten kommt es dann zum Vorschein.«

Wie genau das zutrifft, dachte ich, was er sagt und ich im Grunde weiß.

Zu Hause habe ich alles nochmals überlegt und an die Mütter in Bad Oeynhausen in der Herz-Klinik gedacht. Wie mag es denen heute ergehen? Von den Müttern, die ich kenne, wurden im Grunde die meisten krank – Krebs (Brust- oder Unterleibskrebs) oder tiefe Depression und Hilfe vom Therapeuten sogar in der Klinik – dazu noch einige Scheidungen (ein Vater wurde Alkoholiker). Dabei waren es aber die Väter, die sich getrennt haben, weil sie das Kind nicht akzeptieren konnten.

Wie genau das zutrifft, was der Arzt sagte, wusste ich ja schon, aber dieses Gespräch tat mir doch irgendwie gut.

Nun hatte ich dieses Jahr nach einem Spanienaufenthalt einen Ausschlag am Hals, um die Ohren und an der Schulter. Ich hielt es für eine Sonnenallergie. Nachdem mir aber hier zu Hause nachts ein Ohr fast zuschwoll, ging ich zum HNO-Arzt.

Der meinte ganz lieb: »Ich bin zwar HNO-Arzt, aber sie haben eindeutig die Gürtelrose am Kopf; bitte melden Sie sich noch heute in der Praxis eines Spezialisten – einem Professor in der Innenstadt, den ich gut kenne. Ich mache Ihnen einen Termin, weil es dringend ist.«

Der Facharzt war sehr verständnisvoll und konnte mir gut helfen. Nach etwa zehn Tagen sollte ich mich melden und er war zufrieden mit dem Ergebnis.

Er meinte: »Ihnen ist doch wohl klar, dass das nicht nur eine Nervensache ist, wie die Schulmedizin sagt, ich würde sagen, die Seele leidet. Ich hatte ein Gespräch mit meinem Kollegen und wir sind beide der Meinung, es ist zwar verständlich, aber jetzt könnten Sie vielleicht doch loslassen, nachdem Sie dieses Ergebnis von Jonas' Entwicklung sehen. Was die Umwelt sagt und meint und tut sollten Sie endlich ignorieren und sich nicht mehr so viele Gedanken machen, ob alles gut und richtig war, was die gesamte Familie oder auch Sie selbst getan oder nicht getan haben.

Ansonsten sehen wir uns wieder mit demselben Problem. Wir wissen, es ist nicht dasselbe wie eine Krankheit, dieses Down-Syndrom, es betrifft das Gesamte und es ist nicht einfach mit der Aussage getan, ›alle Kinder mit Down-Syndrom sind doch sooo lieb‹, das hilft keinem ...«

Wie Recht er damit hatte. Für solche Menschen – für diese beiden Ärzte – bin ich dankbar.

Andererseits gibt es einige Menschen, die uns bzw. mir nicht gutgetan haben, an die ich mich jedoch nicht mehr erinnern möchte. Aber die in der Klinik gehören zum Gesamtbild, weil man vielleicht gerade da ein wenig Mitgefühl erhofft ... wo sonst noch? Eventuell in der Kirche?

Worte der Kirchengemeinde-Referentin von St. Konrad

Die Gemeindereferentin unserer Pfarrei St. Konrad erzählte über Jonas als Ministrant, dass er nicht nur sehr offen, sondern auch hilfsbereit sei (was ich nur bestätigen kann).

Er fand sich nach und nach gut mit den Abläufen der verschiedenen Dienste am Altar zurecht. Alle Ministranten waren ihm behilflich. Dadurch hat die Hilfsbereitschaft wohl insgesamt zugenommen, hat die Gruppe ihr erzählt.

Im Sommerlager oder bei den wöchentlichen Gruppenstunden und bei den jährlichen Sternsinger-Aktionen ist Jonas dabei und engagiert sich mit großer Freude. Ihm ist wichtig, dass er seine Aufgaben richtig erledigt. Er ist allgemein beliebt und akzeptiert.

Die Berührungsängste der Gruppe oder der älteren Ministranten, die Jonas noch nicht kannten, waren schnell abgebaut. Mit seiner offenen Art und durch seine Hilfsbereitschaft fand er schnell Anschluss und neue Freunde. Zu keinem Zeitpunkt wurde er in der Gruppe ausgelacht oder gehänselt.

Er unterhält sich auch gerne und hat einen unheimlichen Wissensdurst, regt durch seine Fragen zum Nachdenken an. Wie oft sagt man doch: »Das war halt schon immer so«, ohne mehr darüber nachzudenken.

Es wäre schön, wenn er sich hier und in der Kirchen-Gemeinde wie zu Hause fühlen würde, meinte die Referentin.

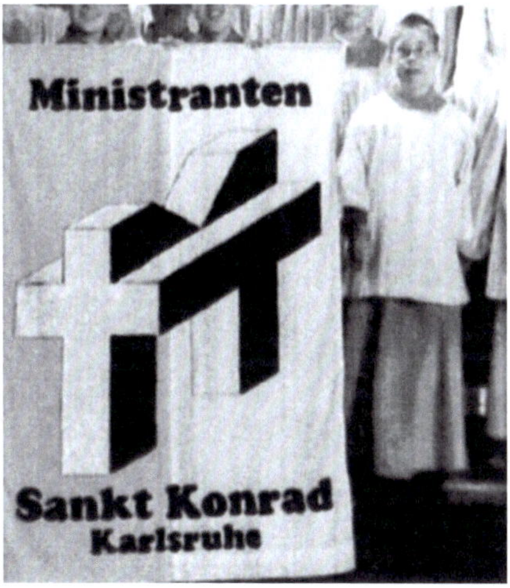

I S E P – Integration von Kindern mit Handicap

Kindergarten – Schulen

Der zuständige Pfarrer der evangelischen Jakobus-Gemeinde in Karlsruhe erklärte bei der Abschlussfeier von Jonas aus der Schule:

»Eine Erfolgsgeschichte ist Jonas' Schulzeit hier in der Werner-von-Siemens-Schule.«

Dabei war er gar nicht so sicher, ob es klappen würde, als er vor Jahren der damaligen Schulleiterin vorgeschlagen hatte, Jonas in ihre Schule aufzunehmen. Jonas hatte ja den evangelischen Kindergarten Bethlehem besucht, aus dem fast alle Kinder in die Grundschule der Werner-von-Siemens-Schule gehen.

Sie hatten deshalb einen Probelauf vereinbart und jetzt verlässt Jonas nach der neunten Klasse seine Schule, er wird Berufsschüler in Grötzingen. Die Erfahrungen mit den seit zehn Jahren in Baden-Württemberg laufenden integrativen Schulprojekten (ISEP) zeigen, wie positiv es sich für Schüler/innen, Lehrer/innen und Eltern auswirkt, wenn behinderte Kinder gemeinsam mit nicht behinderten die Schule besuchen. Forschungsergebnisse bestätigen diese Erfahrung.

Es heißt – von der gemeinsamen Erziehung von Kindern mit und ohne Behinderung profitieren alle. Sie werden in ihrer Entwicklung gefördert und bereichert.

Nach der Grundschule wechselte Jonas in die Carl-Hofer-Schule in Grötzingen, so viel ich hörte, eine neue Einrichtung für Kinder mit Handicap – nach welchen Gesichtspunkten das genau ausgesucht wurde, weiß ich nicht. Der Gedanke war wohl, die speziellen Fähigkeiten der einzelnen Schüler zu erfassen und sie dann für passende Praktika vorzuschlagen.

In diesen war Jonas verschiedentlich eingesetzt, beim CAP-Markt – diese beschäftigen überwiegend Menschen mit Handicap, in einer Gärtnerei, in einer Schreinerei. In einem Altenheim ging er dem Hausmeister zur Hand.

Die Schulklasse hat wohl auch ab und zu bei manchen Firmen eine Besichtigung gemacht. Jedenfalls war der Anfahrtsweg sehr weit, Jonas ging morgens um 6.30 Uhr aus dem Hause und die Schule begann um 8.00 Uhr. In der ersten Zeit fuhr abwechselnd seine Mama und noch eine andere Mama mit, bis er es sich alleine zutraute. Sie haben dort auch gekocht und hinter der Schule im Garten gearbeitet.

Dieses Jahr war die Abschlussfeier, sie war sehr schön gestaltet – Oma und Opa waren auch dabei.

Bemerkenswert finde ich, dass Jonas zusammen mit einem Mitschüler den zweiten Preis im 52. Schülerwettbewerb zur Förderung der politischen Bildung erhalten hat. Das Thema lautete »Kinderarmut in Deutschland« und er hat ein großes Plakat richtig beeindruckend gemalt. Ich habe es laminieren lassen.

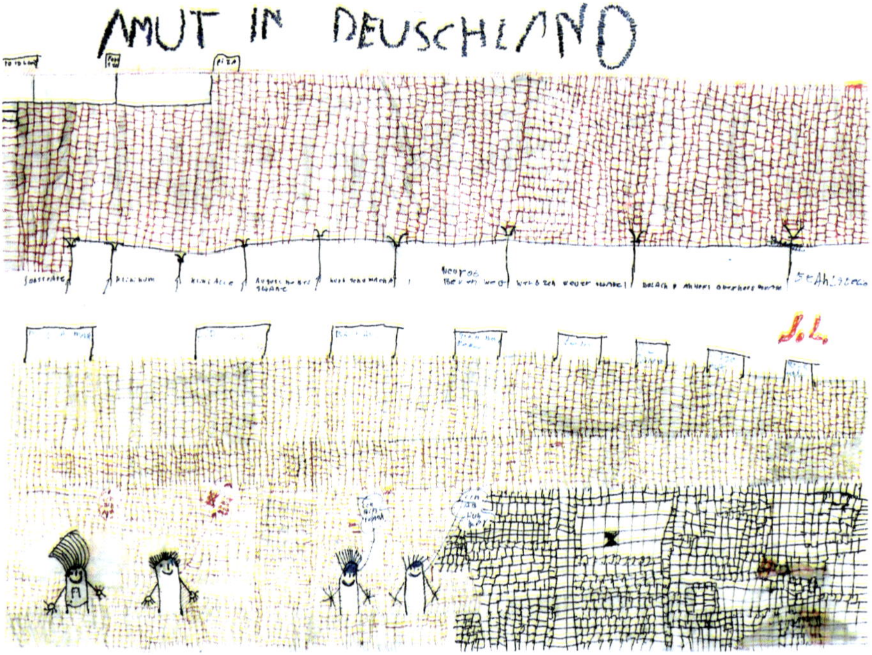

TEILNAHME-BEDINGUNGEN

Wer kann teilnehmen?

- Alle Schülerinnen und Schüler in Baden-Württemberg, die mindestens Klasse 9 besuchen.
- Altersgrenze: ab 14 (und Werkstufe in den Sonderschulen/und 9. Klasse in den anderen Schulen) bis 25 Jahre.
- Ihr könnt einzeln oder in Gruppen arbeiten.
- Arbeitsgruppen dürfen nicht mehr als drei Mitglieder haben; bei Thema 1 und 8 nur zwei.
- Es kann nur eine Arbeit zum Wettbewerb eingereicht werden.
- Auch Schulabgängerinnen und Schulabgänger haben Zeit bis zum Abgabeschluss.

Worauf achten die Prüferinnen und Prüfer?

- Kreativität
- Eigenständigkeit
- Praxisbezug
- Anschaulichkeit
- Erörterung der Meinungen und Stellungnahme
- Gliederung und Übersicht
- Einhaltung des Themas und der Arbeitsform
- Auf die Formulierung der Frage des selbst gewählten Themas

Für Lehrerinnen und Lehrer gibt es mehr dazu in der Broschüre **„Erfahrungen und Empfehlungen".** Diese kann kostenlos bei uns abgerufen werden.

Wie soll die Arbeit aussehen?

- Jeder Arbeit muss ein online ausgefülltes Anmeldeformular mit Unterschrift beigefügt sein.
- Die Arbeit muss maschinell geschrieben sein.
- Schriftliche Arbeiten im Format DIN A4, 1,5-zeilig, Schrift Arial, Schriftgröße 12 abgeben. Der Umfang soll 10 Seiten nicht überschreiten.
- Plakate dürfen das Format 50 mal 70 cm keinesfalls überschreiten, weil sie sonst nicht ausgestellt werden können. Wegen der Vergleichbarkeit sollen sie dieses Format auch nicht wesentlich unterschreiten. Zum Transport bitte nicht rollen oder gar falten!
- Eine Hörfunk- oder Videoreportage darf höchstens 10 Minuten dauern. Es müssen CD-ROMs eingereicht werden.
- Ein Song darf vier Minuten dauern. Bitte Text in Papierform und die Hörprobe auf CD-ROM.
- Ein Filmclip darf höchstens 120 Sekunden dauern. Den Clip bitte auf einer DVD einreichen!
- Angabe der Herkunft eurer Informationen oder Illustrationen ist erforderlich; das gilt auch für Informationen aus dem Internet, Musikvorlagen für Songs und für Bildvorlagen zu Plakaten. Bitte respektiert das Copyright!
- Bitte verzichtet zugunsten des Umweltschutzes auf Klarsichthüllen und Mappen.

Wir sind Sven W. und
Jonas L.
Wir sind 19 jahre alt.
Wir sind in der BVE 2
an der Grund und Hauptschuhle Grötzingen.
Bei unserem Plakat geht es um Armut in Deutschland.
Der Mann ist arm.
Er ist Krank.
Er braucht Geld und hat Hunger .
Er ist hier Blind
Sie wollen in den Läden etwas Haben.
Weil sie Arm sind.
Es würde ihnen besser gehen wenn sie es nicht machen
könnten

BVE Karlsruhe 25.09.09

Anlagen ein Weises Plakat

LANDTAG
VON BADEN-WÜRTTEMBERG

URKUNDE

Jonas L.

hat beim 52. Schülerwettbewerb
zur Förderung der politischen Bildung
einen
ZWEITEN PREIS
errungen.

In Anerkennung der guten Leistung
wird diese Urkunde verliehen.

STUTTGART, IM APRIL 2010

LANDTAGSPRÄSIDENT

Peter Straub

Peter Straub

Spaß-Olympiade
ESJ-KARLSRUHE

Jonas 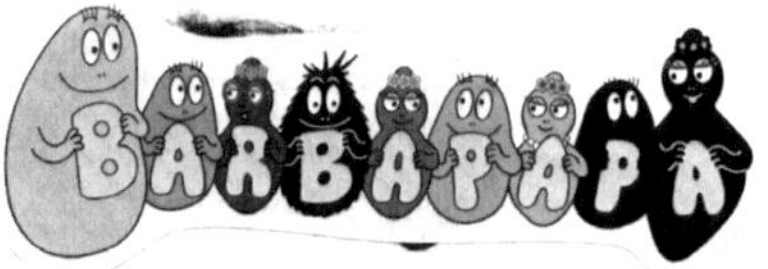

hat am 17.8.12 auf

der Segelfreizeit

Klausenhorn in der Disziplin

Kanu

den 2. Platz belegt

FRIDOLIN

KA

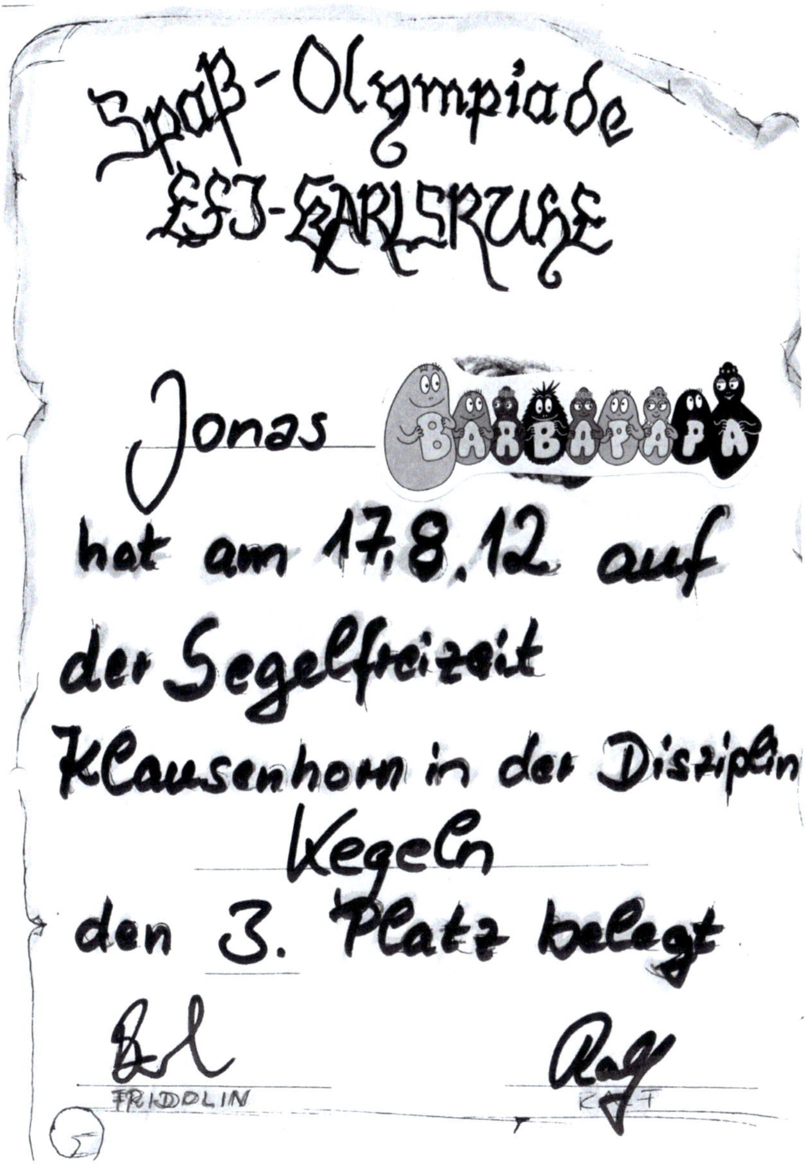

Spaß-Olympiade
ESJ-KARLSRUHE

Jonas

hat am 17.8.12 auf
der Segelfreizeit
Klausenhorn in der Disziplin
Kegeln
den 3. Platz belegt.

FRIDOLIN RALF

EFI – Eltern für Integration

Kanu-Segelfreizeit und anderes

Seit vier Jahren ist Jonas gerne bei der EFI-Kanu-Segelfreizeit. Die findet für etwa acht Tage meist am Bodensee statt, mit insgesamt zwölf anderen Teilnehmern. Jonas kennt sie in der Gruppe, es sind Jungendliche mit Handicap.

Ein Sonderschullehrer organisiert das Ganze. Dieses Jahr sind sie mit dem Zug nach Konstanz gefahren, dann dort mit dem Linienbus zum Campingplatz.

Sie hatten eine angenehme Unterkunft und die Verpflegung war ebenfalls gut, wie Jonas erzählte. Das Wetter war mal so und mal so. Sie unternahmen allerhand, wie man auch aus den verschiedenen Urkunden für die Spaß-Olympiade ersehen kann. Ansonsten war schwimmen angesagt, wenn man schon am Bodensee ist – und grillen, mit allem, was dazugehört. Insgesamt hat es ihm immer gut gefallen

Wichtig ist auch, dass bisher alle immer wieder wohlbehalten nach Hause kamen.

Fußball

Samstags um 11 Uhr fahren ihn Mama oder Papa – wie es sich ergibt – zum Postsportverein zum Fußballspielen in der Halle in der Nähe von Rüppurr. Eine Haltestelle ist in der Nähe, in der letzten Zeit fährt er manchmal auch alleine dorthin. Das ist schon seit Jahren ein Programm für Kinder mit Handicap und ihre Geschwister.

Bis vor einem Jahr etwa waren Moritz und Felix auch dabei, aber inzwischen sind sie in einem Alter, da haben sie verständlicherweise mit 18 und 15 Jahren andere Interessen.

Aber unser Jonas mit 20 Jahren ist nach wie vor mit Begeisterung beim Fußballspielen, wie er sagt. Solange er mag, finde ich das super Er schießt ab und zu ein Tor für die Oma, meint er.

Judo

Die Brüder Moritz und Felix waren etwa im Alter von acht und zehn Jahren von Judo begeistert. Als Oma habe ich sie manchmal zur Trainingsstunde zum Judo-Club hier in der Nähe von uns gefahren. Jonas war zu dieser Zeit bei der Logopädin. Als er seine Stunden absolviert hatte, wollte er mal zugucken beim Judo, wie er erklärte.

Das wollte er auch gerne mal versuchen. Also fragte die Oma die nette junge Trainerin, die meinte: »Warum nicht, versuchen wir es.« Beide waren zufrieden, Jonas und die Trainerin.

Manche Übungen zum Beispiel Rückwärtsrollen oder auch vorwärts konnte er nicht leisten. Aber das hat sie verstehen können und akzeptiert.

Er hatte nach über einem Jahr noch immer Spaß daran und er sollte dann in eine andere Gruppe zu den Größeren. Da waren zwei Trainer, die hörten zwar, wie die Oma sagte: »Er kann nicht alles«, aber manchmal störte es dann halt doch den Ablauf.

Etwa nach einem halben Jahr meinten sie, wir sollten ihn dann doch in einer anderen Einrichtung in einem anderen Stadtteil anmelden – dort seien sie spezialisiert auf Kinder mit Handicap, das würde doch wohl alles erleichtern.

Irgendwie verstand ich diese Argumente, aber Jonas weinte und sagte immerzu: »Oma, bitte, ich möchte hierbleiben.«

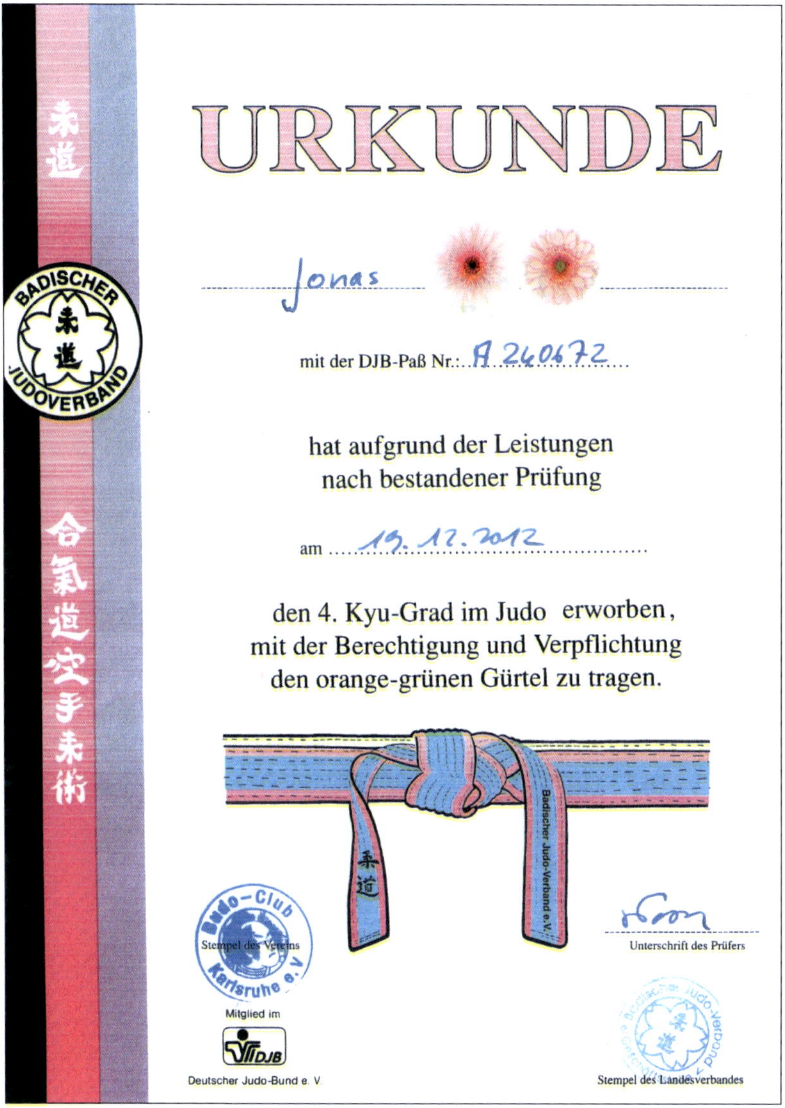

URKUNDE

Jonas

mit der DJB-Paß Nr.: A 240672

hat aufgrund der Leistungen
nach bestandener Prüfung

am 19. 12. 2012

den 4. Kyu-Grad im Judo erworben,
mit der Berechtigung und Verpflichtung
den orange-grünen Gürtel zu tragen.

Badischer Judo-Verband e.V.

Budo-Club Karlsruhe e.V.

Stempel des Vereins

Unterschrift des Prüfers

Mitglied im

DJB

Deutscher Judo-Bund e. V.

Stempel des Landesverbandes

BADISCHER JUDOVERBAND

Ich bat nochmals um ein Gespräch, erklärte, dass es Jonas wichtig sei, dabei zu sein so wie in der Grundschule in Einzelintegration und zu Hause mit seinen beiden Brüdern. Ihm würde auch diese Woche hier in den Ferien, die wohl jedes Jahr wie eine Freizeit – (mit Übernachtung zu Hause) so gut gefallen und inzwischen würde er so nette Trainingspartner kennen und vor allem der junge Trainer, der leider öfter auf Schulung sei, den möge er besonders, und er Jonas auch, so denke ich.

Nachdem er weiterhin tapfer übte, besorgten sie eine Verordnung für Kinder mit Handicap und er bekam nach dieses Statuten den orangen Gürtel überreicht. Das tat ihm gut und seitdem ist alles in Ordnung, sagt er – weiterhin ist er mit Begeisterung dabei.

Das ist ein Plus von Jonas, er hat Ausdauer.

Schlagzeug

Bei unserem letzten Straßenfest vor etwa drei Jahren hier in der Nord-Weststadt war Jonas in der Werner-von-Siemens-Schule (in seinem letzten Schuljahr) dabei, als für einen Auftritt geübt wurde. Da entdeckte er das Trommeln. Das wollte er lernen.

Also wurde sich überall umgehört und am Gottesauer Platz in der Innenstadt eine Musikschule entdeckt. Die Chefin testete ihn persönlich und meinte ja – okay, aber dann fiel Jonas noch ein, lieber wolle er dann doch Schlagzeug lernen. Ja, hieß es dann, das müsse ein junger Lehrer, der spezialisiert dafür sei, nochmals testen. Also gesagt und getan. Auf jeden Fall meinte der – Jonas hat Talent.

Er spielt noch heute mit Begeisterung Schlagzeug, er wird öfter gelobt, wie er erzählt, und das glaube ich.

Es ist insgesamt gut geplant, er steigt aus der Straßenbahn, wenn er von Grötzingen nach der Schule nach Hause fährt, geht alleine zur Musikschule und übt. Dann steigt er wieder in die Bahn und fährt nach Hause. Das ist zwar sehr zeitaufwendig, aber ich meine, er ist noch immer mit Begeisterung bei dem, was er sich ausgesucht hat.

Kunsthalle – Malstunden

Jonas hat mir erklärt, er würde gerne malen können wie Hundertwasser, diese Formen und Farben mag er sehr gerne.

Meine Cousine am Bodensee hat ihm ein Buch geschenkt, »Hundertwasser für Kinder«, das sehen wir uns öfter an und lesen darin.

Weil er Hilfe wollte beim Malen habe ich mich hier und da erkundigt und wie es oft so ist, da entdeckte ich, dass es ein Angebot gibt, freitags in der Kunsthalle von 17.30 bis 18.30 Uhr »Malen für Kinder mit Handicap«. Laut telefonischer Auskunft musste man sich nicht anmelden, nur kommen und einen kleinen Betrag von 3,50 Euro geben.

Beim ersten Mal fuhren wir zusammen und die angenehme Leiterin der Stunde hat mich eingeladen dort zu bleiben, was ich sehr gerne annahm.

Sie geht mit den Kindern in die Kunsthalle und wählt jeweils einen anderen Raum aus, abwechselnd darf ein Kind ein Bild aussuchen, die Kinder setzen sich und beschreiben dann das Bild.

Anschließend gehen sie in den Keller, da gibt es einen Raum – alles für kleine und große Künstler an Farben und Utensilien. Sie können dann malen, was sie möchten.

Die Leiterin hat Kunst studiert und ist beruflich als Sonderschullehrerin tätig. Diese liebevolle Frau erinnert mich an die Erzieherin im Kindergarten und an die Lehrerin an der Grundschule. Auch sie war dieses Jahr längere Zeit krank und das dazu in den Ferien. Was sagte dieser Professor? Eigentlich ruft die Seele bei jeder Krankheit nach Hilfe?

Jonas ist begeistert von den Stunden, wichtig ist – er kann fachliche Anleitung bekommen. Inzwischen fährt er alleine mit der Bahn.

HWK-Neureut

Seit Oktober 2012 besucht Jonas die Einrichtung der HWK in Neureut – in einem Stadtteil in unserer Nähe. HWK bedeutet Hagsfelder Werkstätten und Wohngemeinschaften Karlsruhe für Menschen mit Behinderungen. Ich finde es gut, dass es solche Einrichtungen gibt.

Es gefällt Jonas dort gut, wie er sagt, und alles andere sollten wir abwarten. Morgens geht er hier um 7.10 Uhr aus dem Haus und ist mit der Bahn um 8 Uhr angekommen, wesentlich weniger Fahrtzeit als bisher zur Schule nach Grötzingen.

Zu Beginn in den ersten drei Tagen in der HWK konnten sie unter Anleitung etwas gravieren. Jonas hat diesen Anhänger ausgesucht, wie er freudestrahlend erzählte.

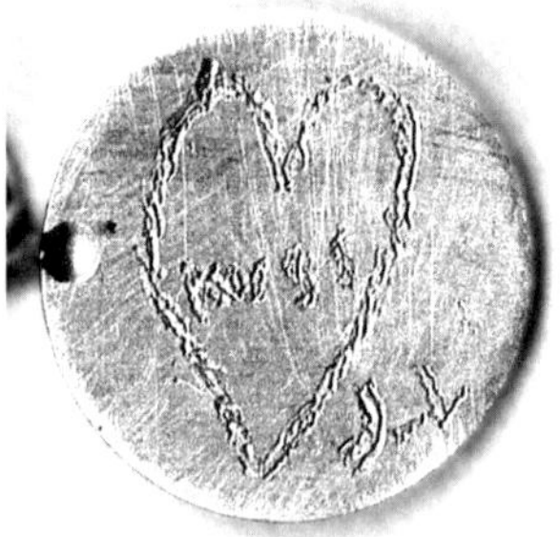

Darauf ist ein Herz zu erkennen, eines seiner Lieblingsmotive. Mit den Worten: »Oma, Augen zu – Überraschung!« (das macht er zu gerne) legte er mir den Anhänger in die Hand – »Jetzt Augen auf – das ist für dich.«

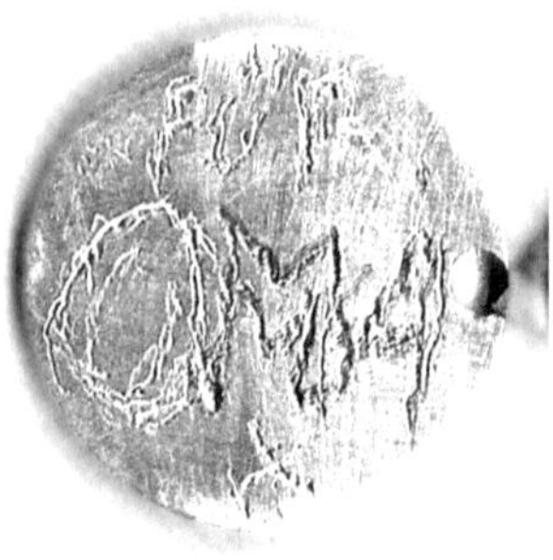

Vom Ausflug mit der HWK in den Schwarzwald schickte mir Jonas diese Karte.

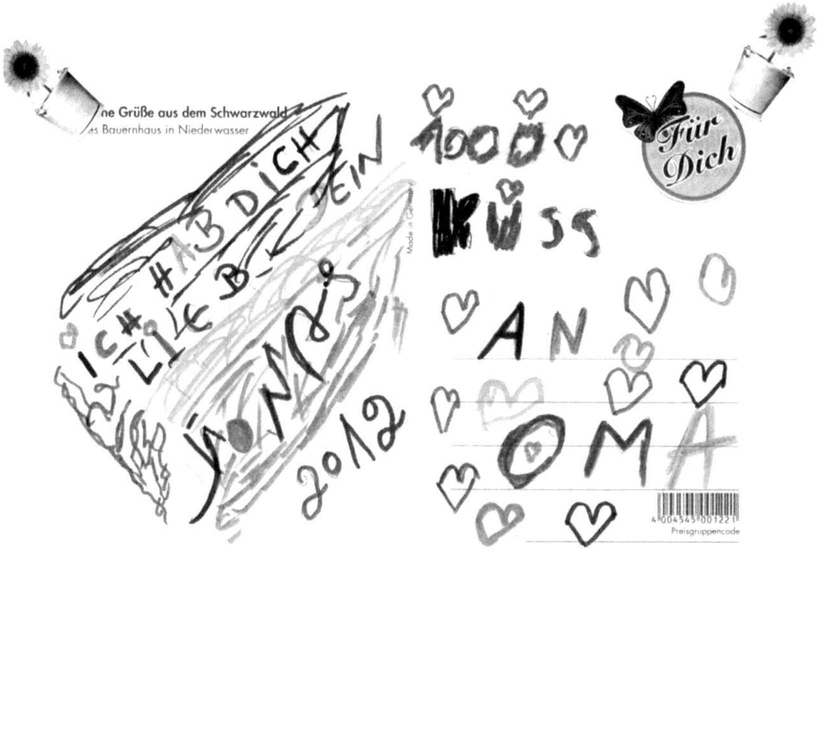

Gesammelte Zeichnungen und Briefe von Jonas

Hallo oma

klabt am Freitag. Das get

oke.

und am samstag Holst

Du mich bei Der-

Lebenshilfe ab

kuss 2008

Für oma omas geheimnis

Jonas

Von Jonas

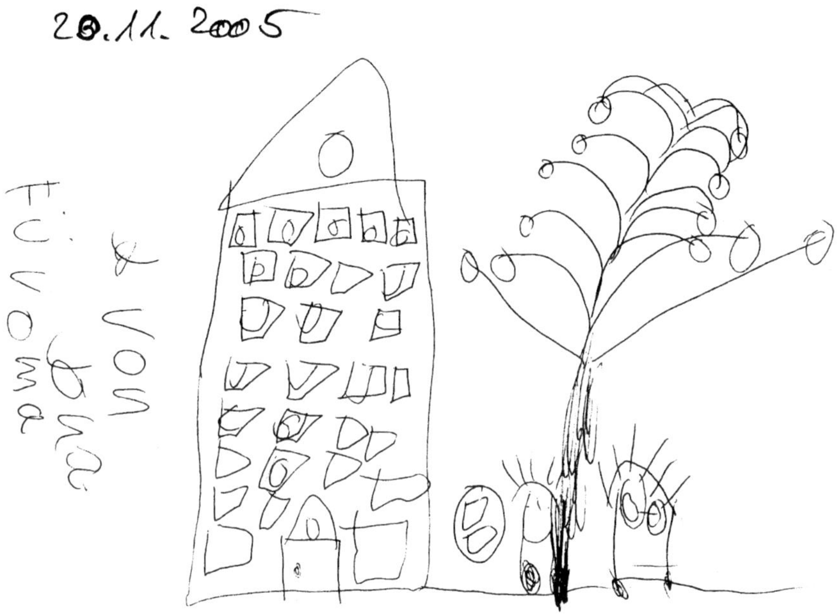
20.11.2005

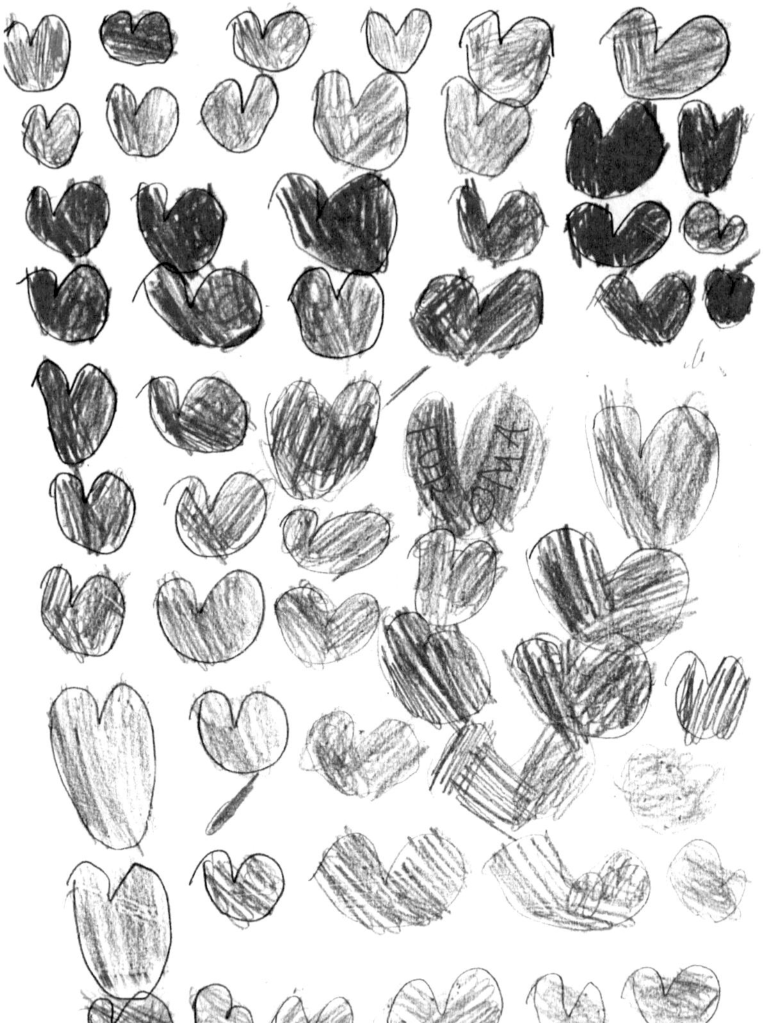
FUR OMA
2005
von
JONAS

AMUD IN DEUTSCHLAD

HALLO ENGEL

SITZT BEI EUCH AUF
DERSTRASE ARME
KINDER OHNEGELD
BEI UNS SITZT AUCH IN
DERSTAD ARME MÄNER
ODER FRAUEN
AUCHOHNEGELD
WO GEHN DIE ARME
MÄNER UND FRAUEN AUF
DAS WC!

VON J. L.

FÜR OMA

9.7.11

Notizen

Hallo oma
ich Hab Dich
Lib zu Die
serne unt
zu rüch

Die oma
Lobt Dic
Eielelifang
en
Für Oma
kuss
von Jonas
kuss kuss
kusskuss

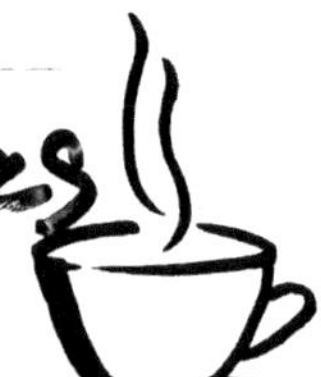

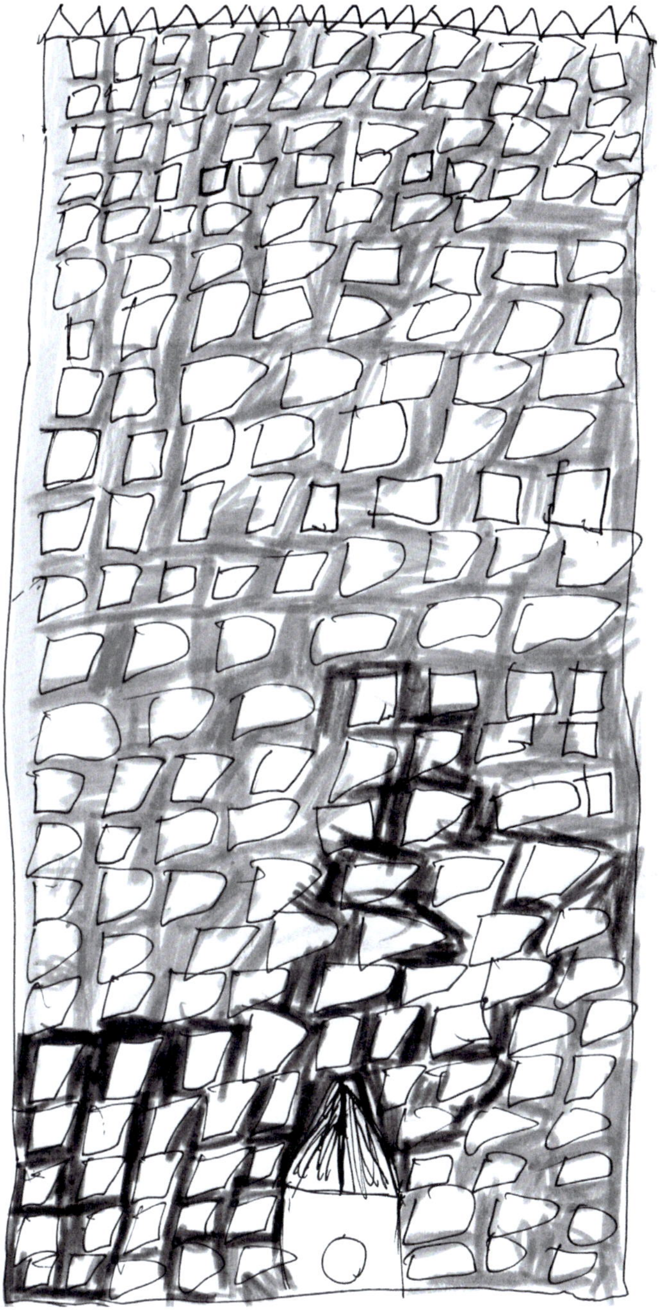

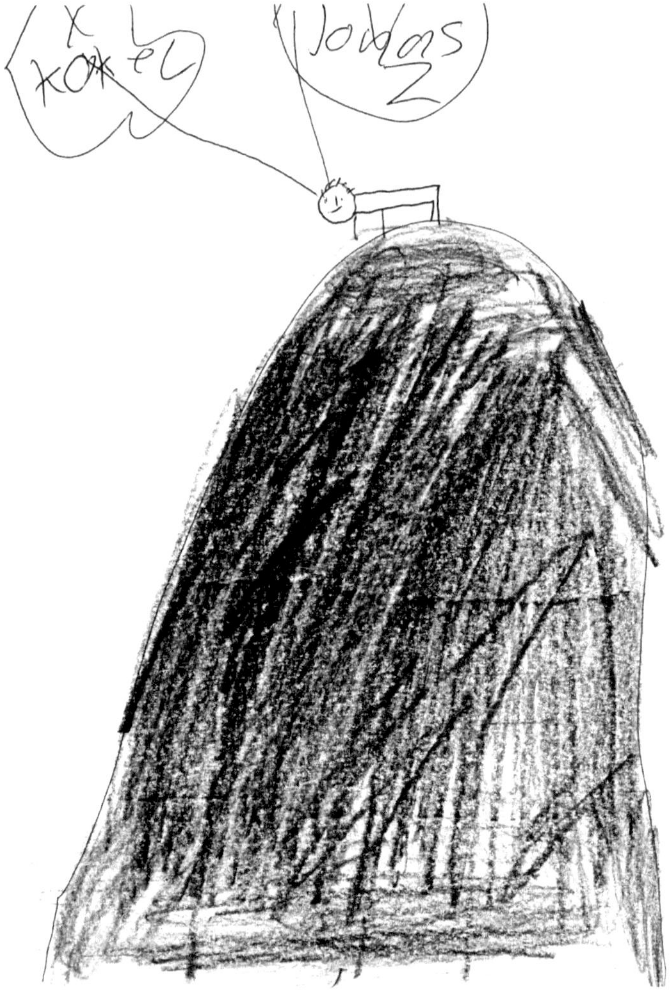

HALLO OMA

ICH LIB DICH

ICH ABE DAS ALFABET
GEMACHT UNC KANSTU
MIR HLEFEN BEIM MATTE
ZU FERSTEN DANKE

~~FÜR O~~

FÜR OMA

VON JONAS

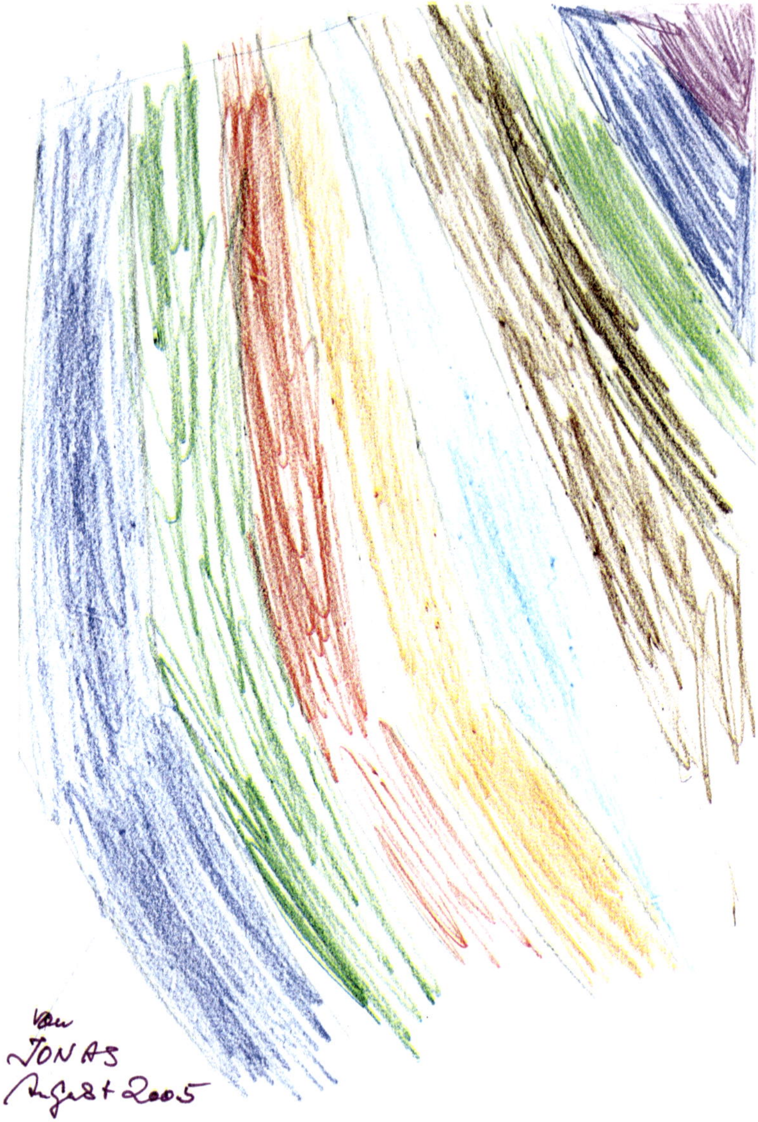
von
JONAS
August 2005

HALLO OMA

ICH HAB DICH LIB
ES TUT MIR LEIT DAS
DU WEINST DA WO ICH
NICHT ERREICHen
DIE PÜCKELberlen
STET NÜR FÜR DIE LIEBE

DEIN JONAS

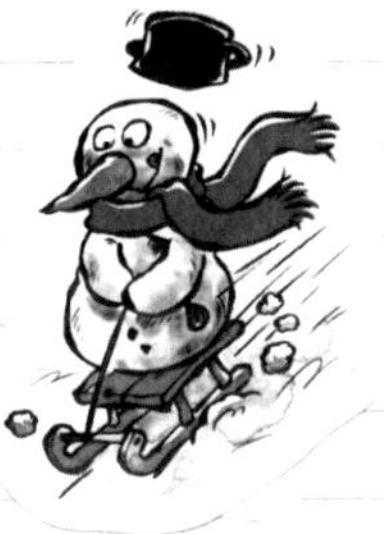

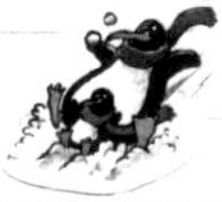

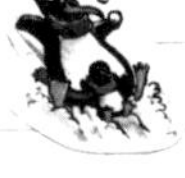

2012

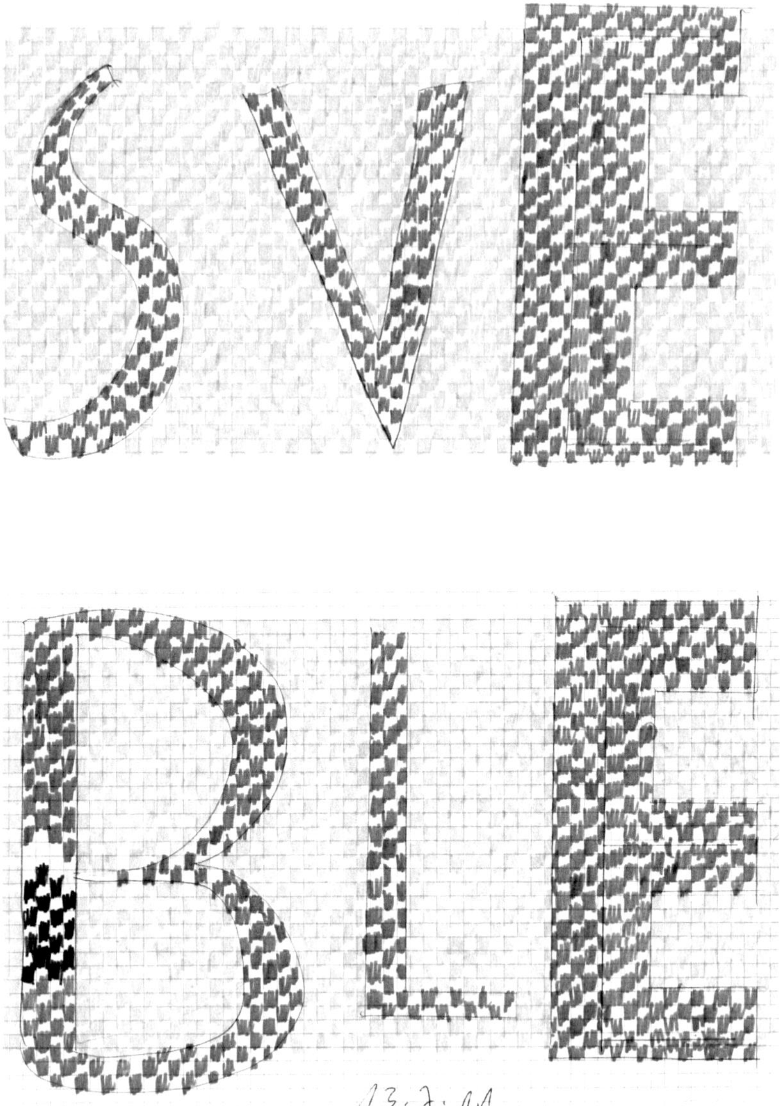
SVE
BLE
13.7.11

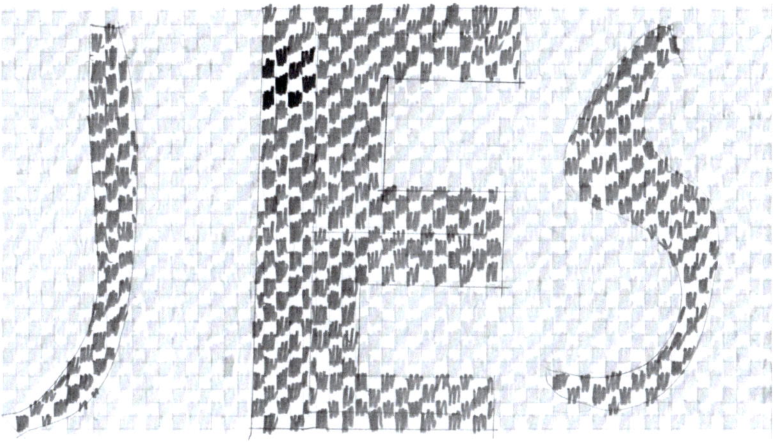
JES

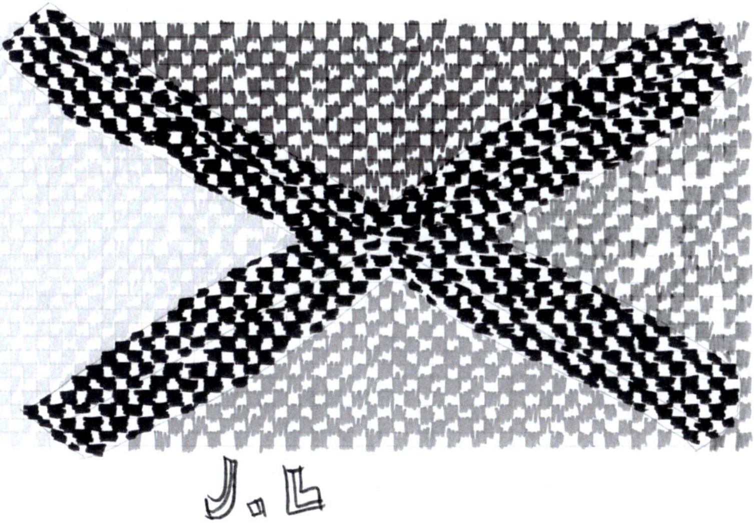
J.L

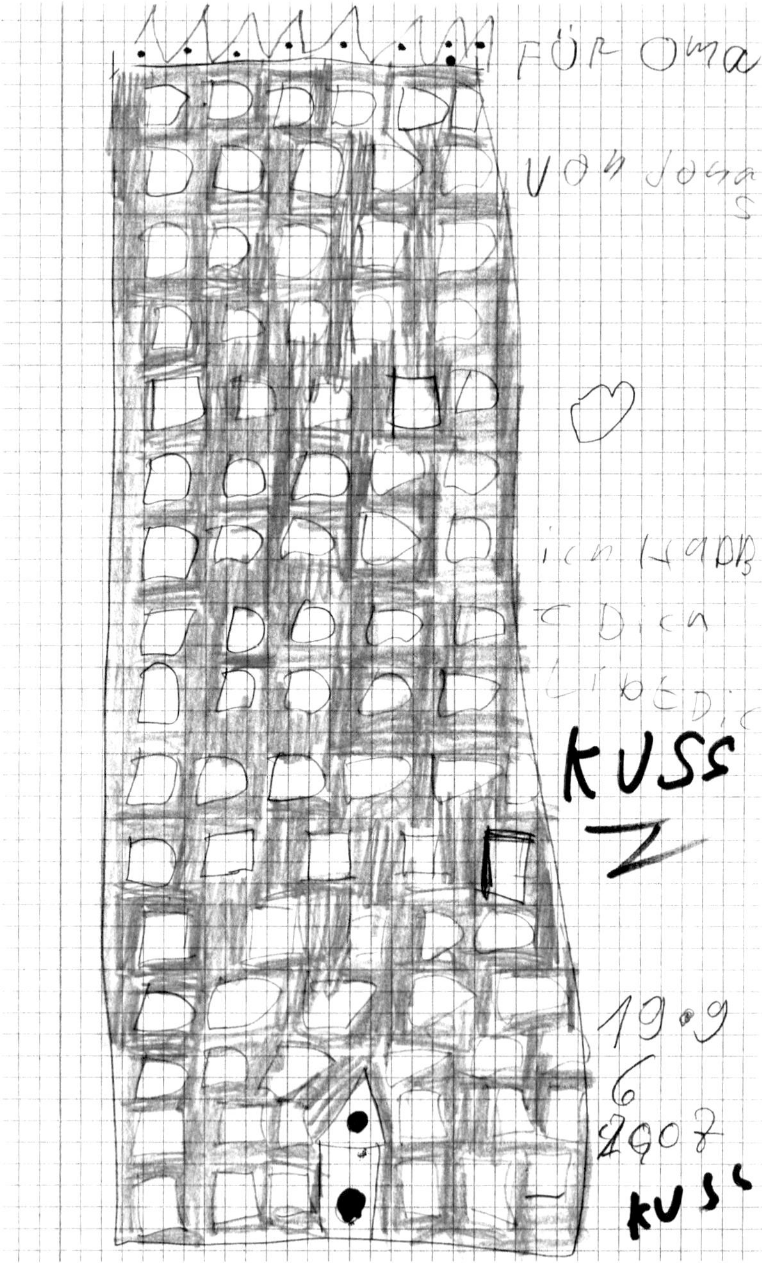
FÜR OMA
VON JONAS
KUSS
19.9
6
2007
KUSS

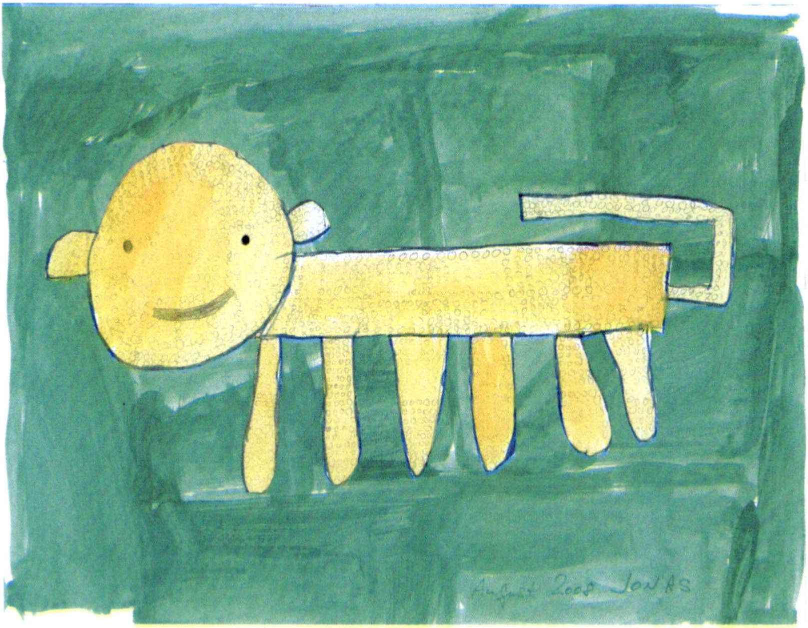
August 2008 JONAS

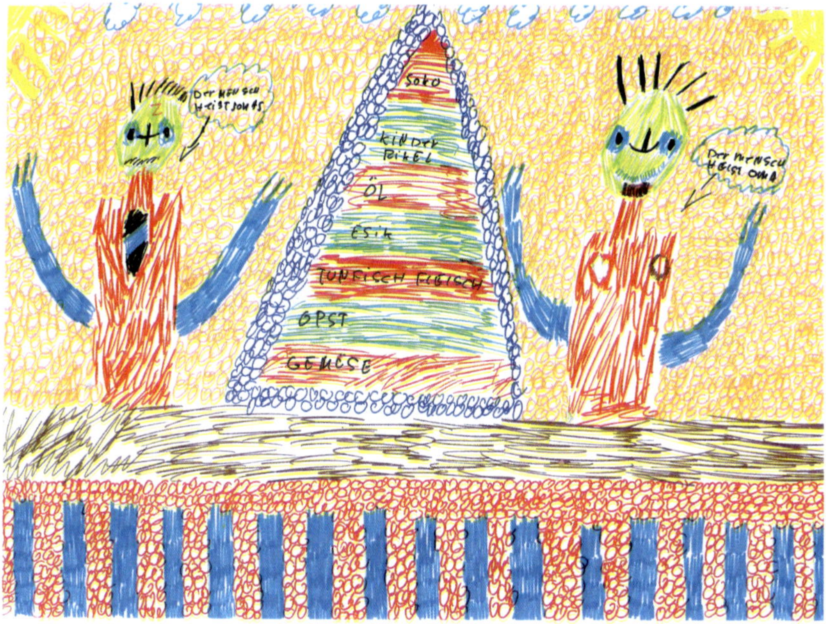
Der MENSCH HEIST JONAS
SOKO
KINDER RIKEL
ÖL
ESIK
TUNFISCH
OPST
GEMÜSE
Der MENSCH HEIST OMA

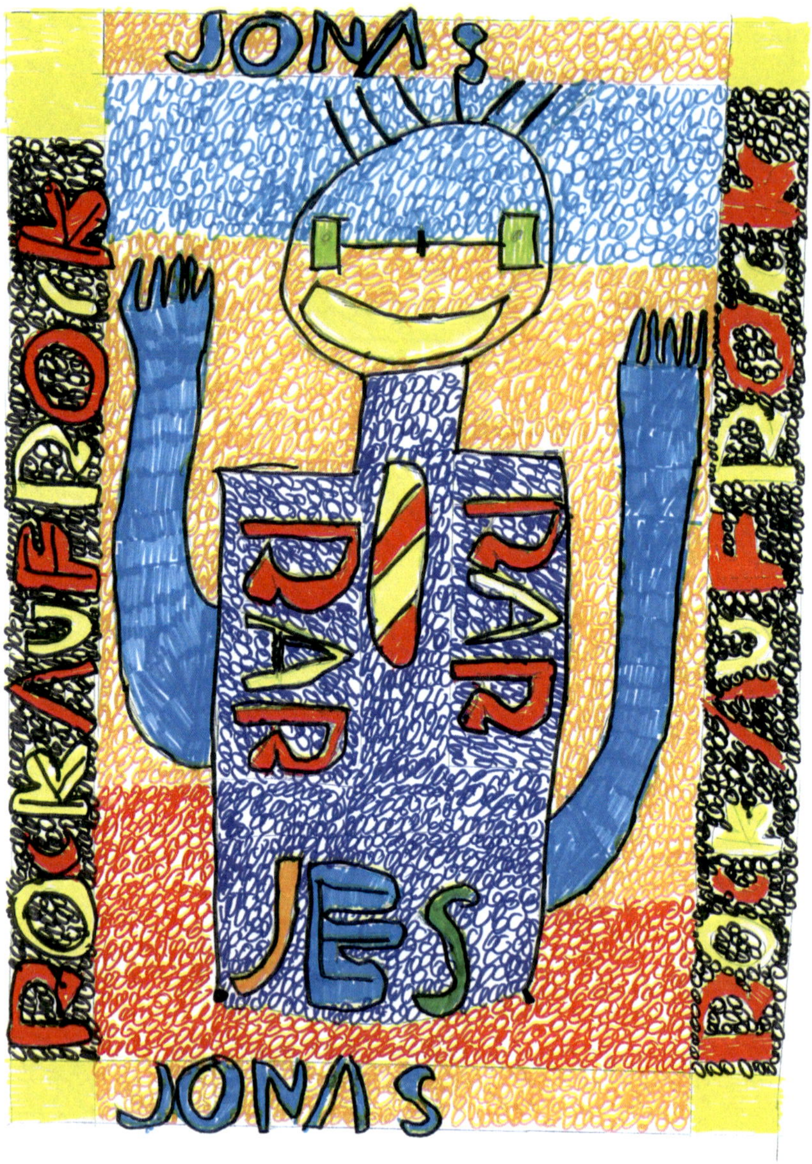
JONAS
ROCKAUFROCK
ROCKAUFROCK
JONAS

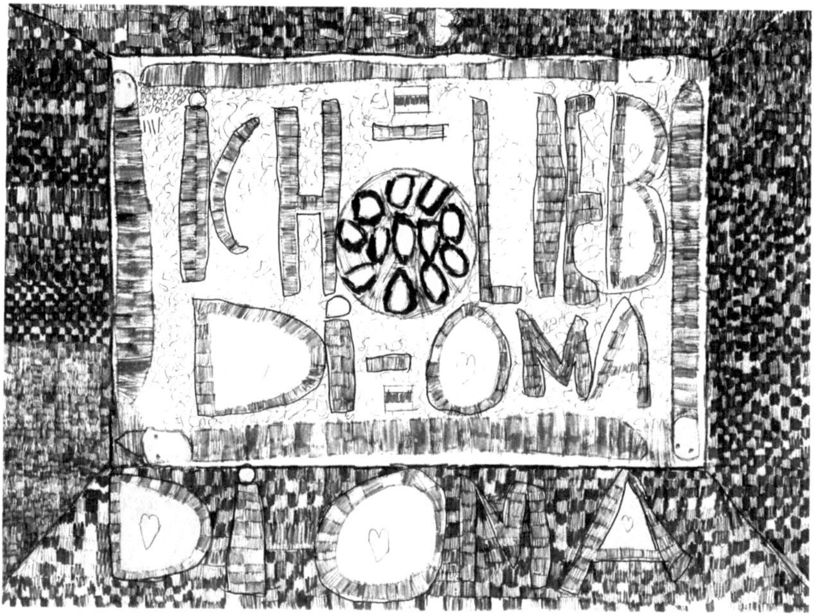
ICH LIEB
DI-OMA
DI OMA

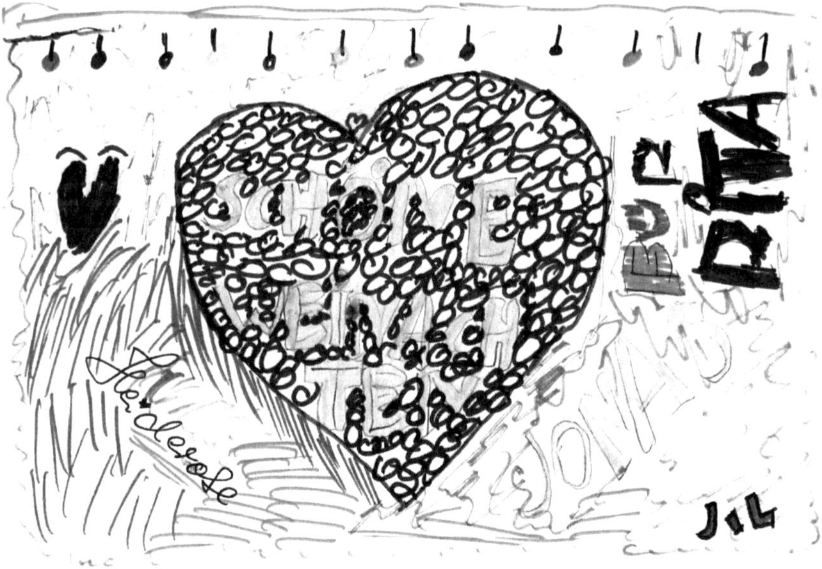

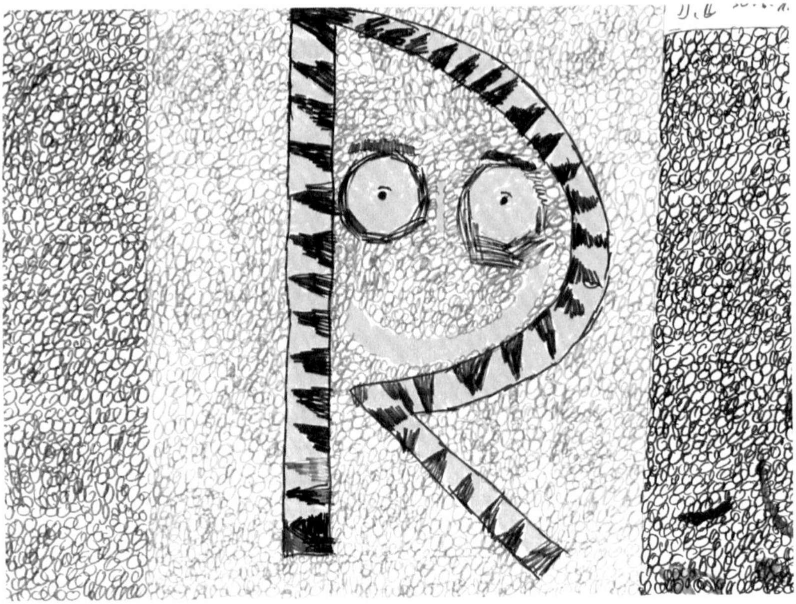

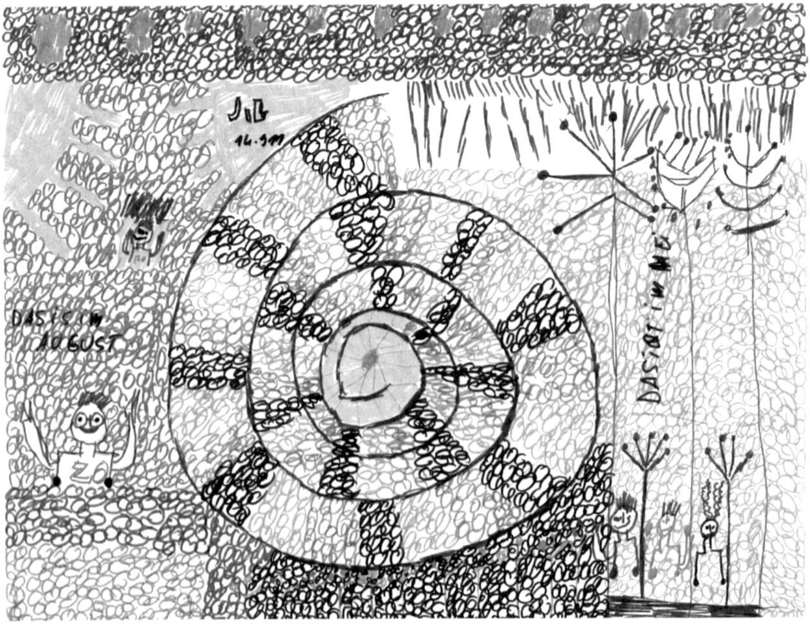
DASIS IM
AUGUST
DASIST IM ME

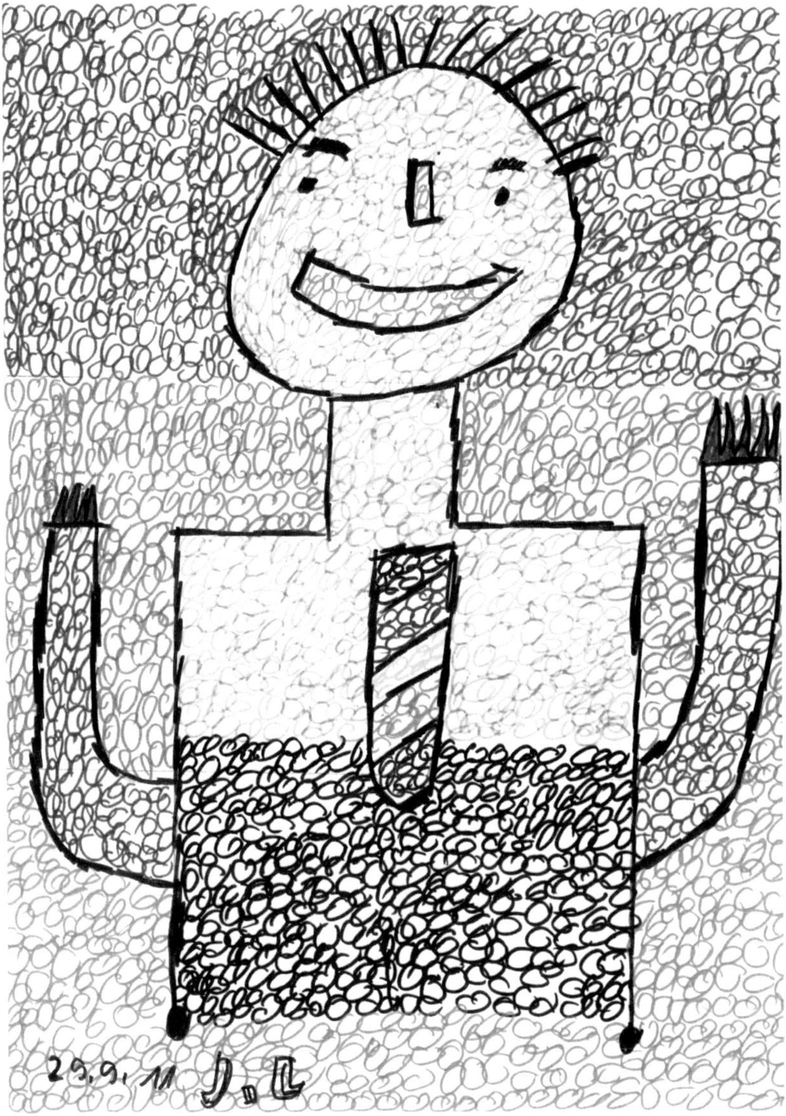
29.9.11

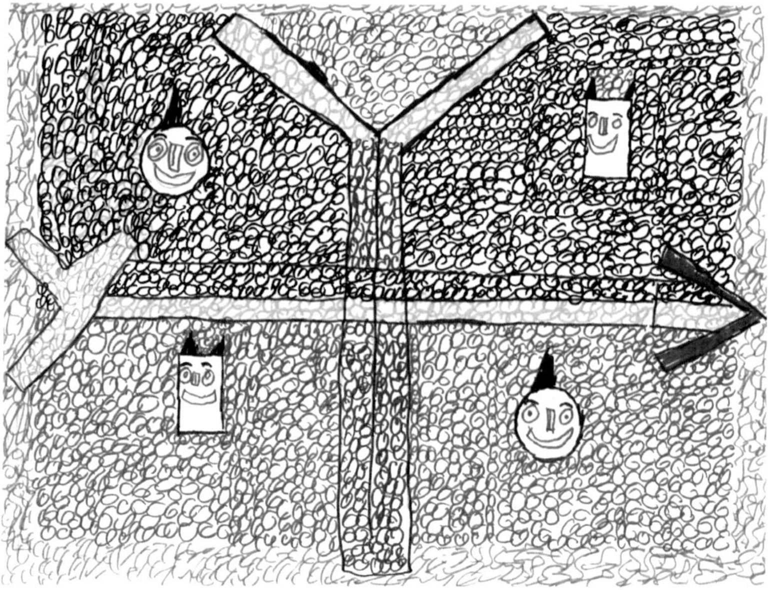

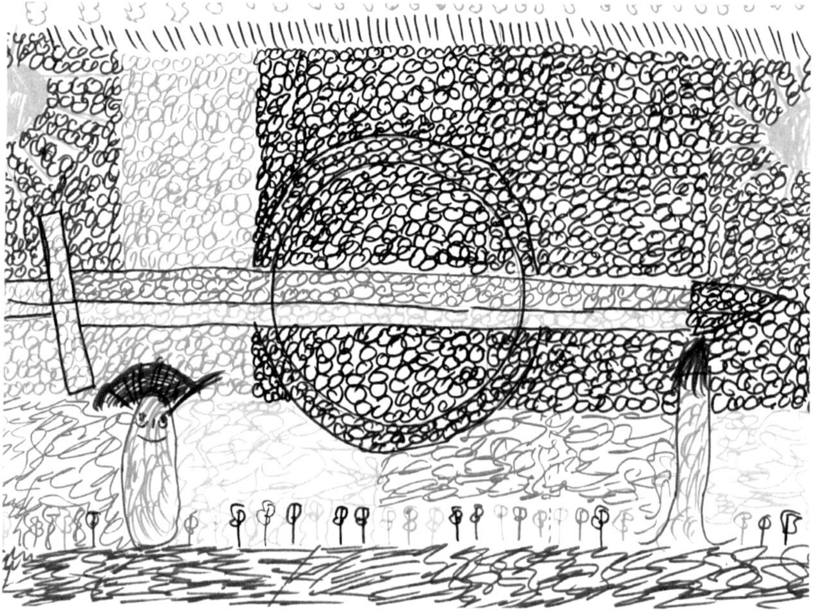

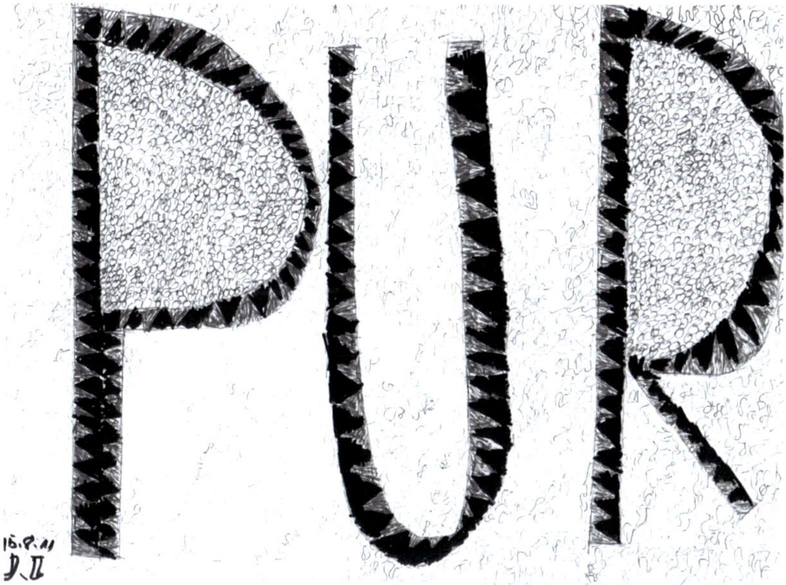
PUR

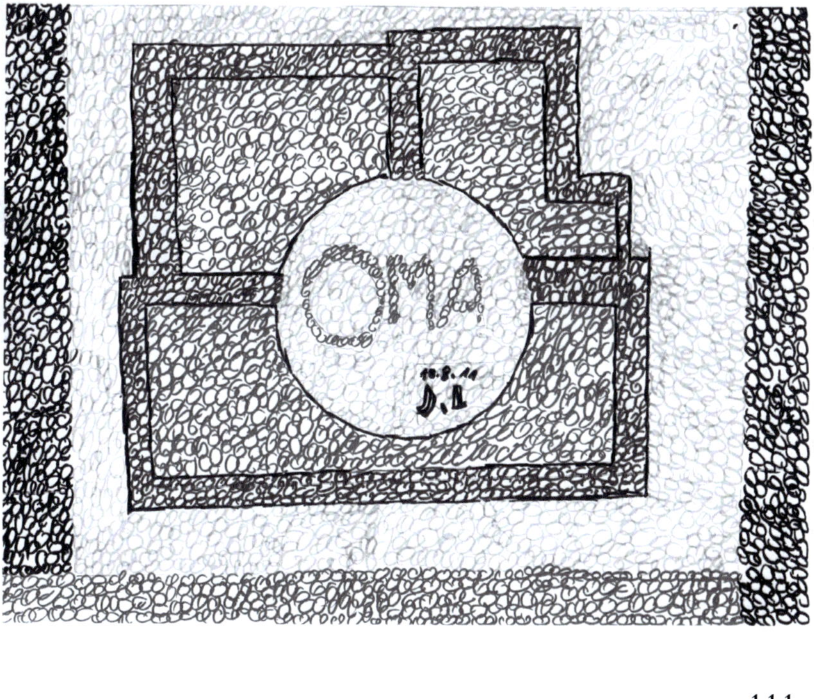
OMA

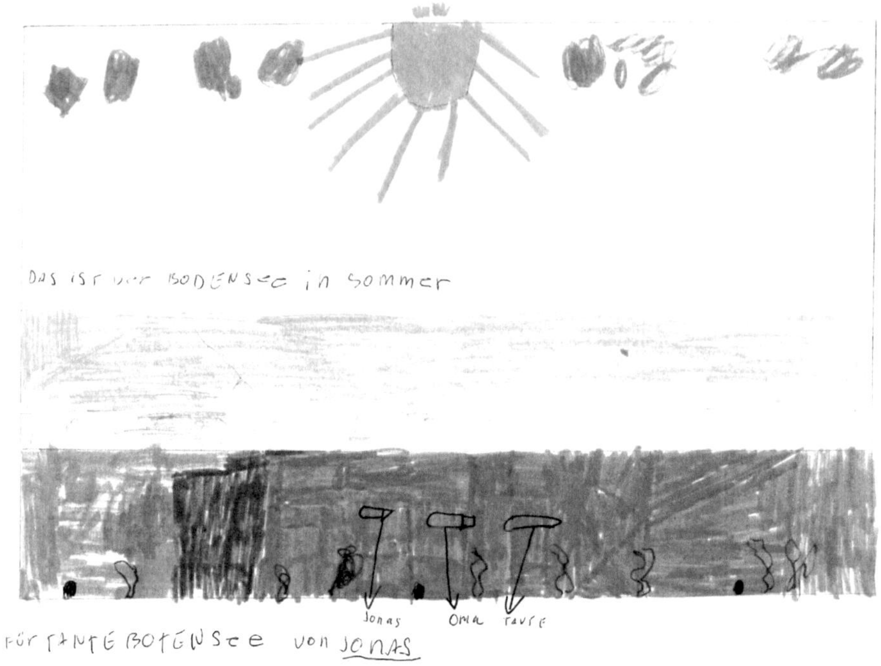
DAS IST DER BODENSEE IN SOMMER
Jonas
OMA
TAUFE
FÜR TANTE BOTENSEE VON JONAS

Freizeit

Briefmarkenablösen mit Opa

Opa ist schon jahrelang ein begeisterter Briefmarkensammler, im Rentenalter verstärkt. Jonas sortiert manchmal Marken zusammen mit ihm. Vor allem hilft er gerne, die Briefmarken zu baden, wie ich gerne sage. Jonas ist schon klar, dass man dabei auf manches achten sollte, das weiß er inzwischen. Das Ablösen der Marken vom Papier ist zwar eine etwas stupide Arbeit, getan werden muss sie trotzdem. Jonas macht es doch irgendwie gerne, das Baden. Wenn die Marken ins lauwarme Wasser gelegt werden, wird ab und zu nachgeprüft, ob sie sich schon vom Papier lösen, ist man ungeduldig und versucht sie abzuziehen, können sie beschädigt werden.

Marken aus der DDR mussten damals etwas länger gebadet werden, der Kleber war anscheinend etwas stärker. Mit der Zeit hat man ein Auge dafür, welche Marke man schon vorsichtig herausholen und ohne sie zu knicken auf das vorbereitete Zeitungspapier legen kann. Das sollte nicht zu farbig sein, durchs Wasser könnten die Marken Farbe annehmen, wenn auch nur geringfügig. Man sollte das Wasser öfter wechseln, die Klebstoffe sind nicht gut, die sich da verteilen. Am besten nicht so viele Marken auf einmal in das Wasser legen, das ist der beste Tipp.

Die gestapelten Zeitungen werden dann auf einen glatten Untergrund gelegt, noch dazu beschwert. So können die Marken gut geglättet werden und gut trocknen zwischen den Seiten. Nach einigen Tagen werden die Seiten vorsichtig aufgeklappt und die Marken entnommen, um dann mit der Lupe sortiert zu werden.

OPA

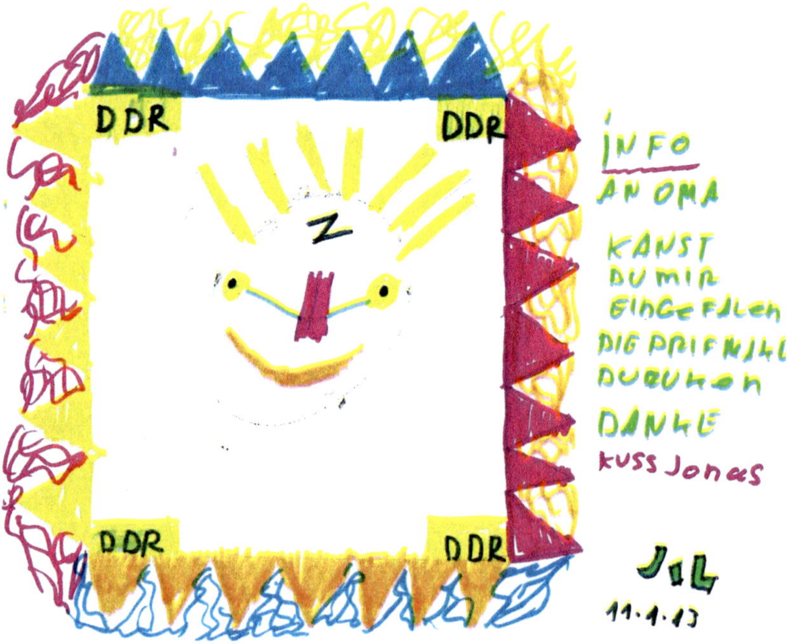
DDR
DDR
DDR
DDR
Z
INFO
AN OMA
KANST
DU MIR
EINGEFALEN
DANKE
kuss Jonas
11.1.13

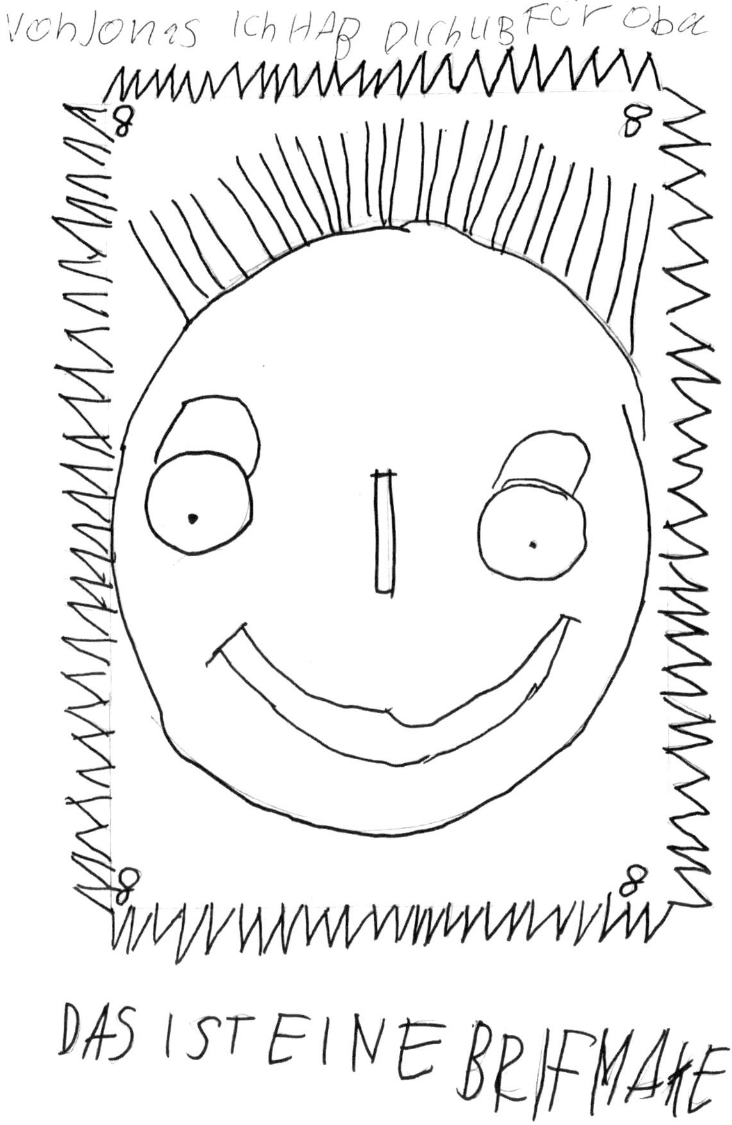
Von Jonas Ich HAB DIch LIB Für Oba
8
8
8
8
DAS IST EINE BRIFMAKE

Freizeit

Spielen – Werken – Kochen

Wenn man als Oma selbst eigene Kinder erlebt hat, weiß man, wie die nach und nach vieles von selbst lernen, zumindest ist es nicht so mühsam, wie vieles bei Jonas gewesen war. Das habe ich immer an ihm bewundert, dass er nicht aufgab. Ein Lieblingssatz von ihm: »Es geht doch.«

Inzwischen kann er gut schwimmen und tauchen, und er fährt oft mit dem Fahrrad – je nach Wetter – bis zur Straßenbahn. Es hat länger gedauert, bis er alles im Griff hatte. Das Fußballspielen lernte er auch erst nach und nach, heute ist er mit Begeisterung noch immer dabei.

Wir beide spielen öfter Schach, das spielt er gut. Auch dieses Rummy mit den Täfelchen mögen wir beide sehr. Dabei gewinnt er inzwischen öfter. Domino spielen wir nur ab und zu. Oft spielen wir im Garten UNO, darin ist er Meister. Er legt ab und zu Karten auf, die so nicht ganz stimmig sind, meist geht es unter. Seine Brüder und auch die Oma sind damit nicht immer einverstanden – auch nicht mit seiner Buchführung. Die Striche, die er zählt, sind manchmal nämlich auch nicht ganz stimmig.

Gerne singen wir beide zusammen. Lieder aus den alten Kinderbüchern, die sind ja meist so übersichtlich geschrieben, dass er lesen kann, ob die Oma die Texte noch kann. Das Lied »Großer Gott« kennt er komplett auswendig.

Sein Lieblingsweihnachtslied »Macht hoch die Tür« üben wir demnächst ab und zu, damit er ohne Gesangbuch mitsingen kann, wenn er als Ministrant Dienst macht.

Ab und zu machen wir das altbekannte Spiel – Land, Stadt, Fluss und Berg usw. – aber nicht schriftlich, wir machen das im Kopf – das ist praktisch, wir können das zum Beispiel in der Straßenbahn, mal im Lokal oder beim Spazierengehen spielen. Für uns ist es so gut für das Gehirn wie ein Kreuzworträtsel.

Sonntags lösen wir das Kinderrätsel in der Zeitung *Sonntag*, auf dieser Seite wird sehr informativ über verschiedene Themen berichtet, zum Beispiel über Fußball, das Jubiläum von Biene Maja oder auch von Pumuckl, auch viele Berichte über neue oder auch bekannte Kinderbücher gibt es. Am unteren Ende der Seite sind dann sieben Fragen zum behandelten Thema zu beantworten.

Jonas hilft seinem Papa in der Freizeit handwerklich, wo es geht, er kennt die Bedeutung der einzelnen Werkzeuge und ist eine wirkliche Hilfe.

Er kocht auch gerne mit der Mama zusammen, vor etlicher Zeit hat er einen Kochkurs für Jugendliche besucht, das hat ihm viel Spaß gemacht. In der Schule hatten sie öfter Kochen auf dem Stundenplan und auch das hat ihm gefallen, wie er erzählte.

Hier im Garten hilft er ab und zu, vor allem im Herbst das Laub der Nussbäume zusammenzurechen.

Das deutsche Down-Syndrom-Info-Center

Am 21.3. ist jedes Jahr Welt-Down-Syndrom-Tag.

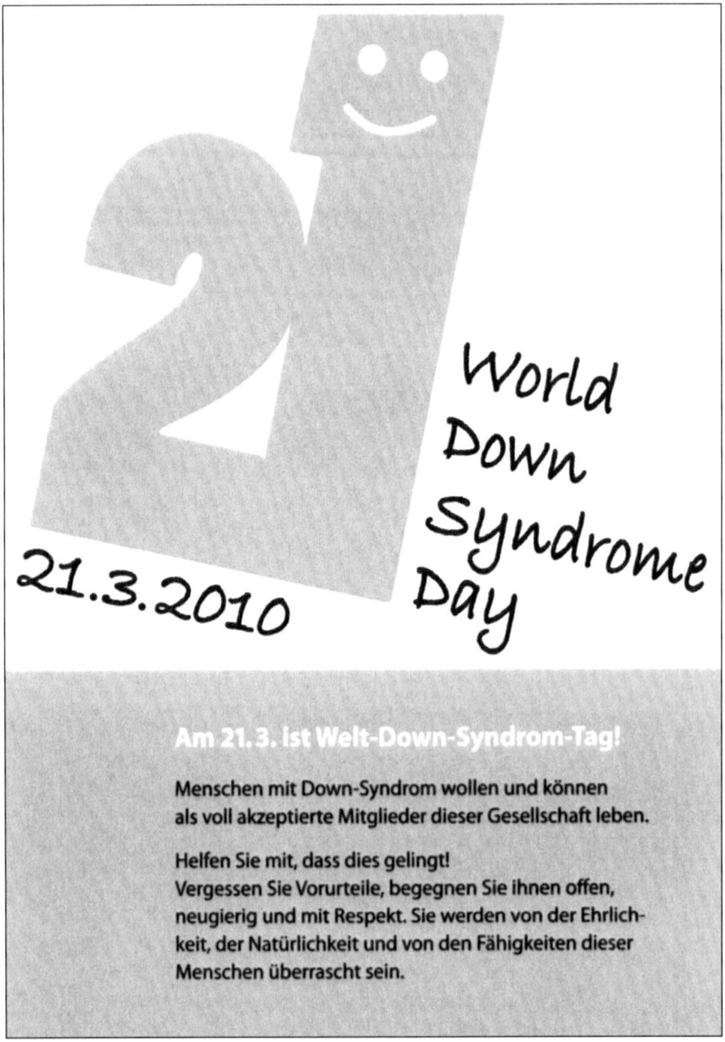

Das Info-Center hatte 20-jähriges Jubiläum im Jahre 2008, Gratulation dazu. Bemerkenswert ist die Idee, die abgebildete Briefmarke zu diesem Anlass herauszugegeben. Sie ist direkt vom Info-Center zu beziehen ist.

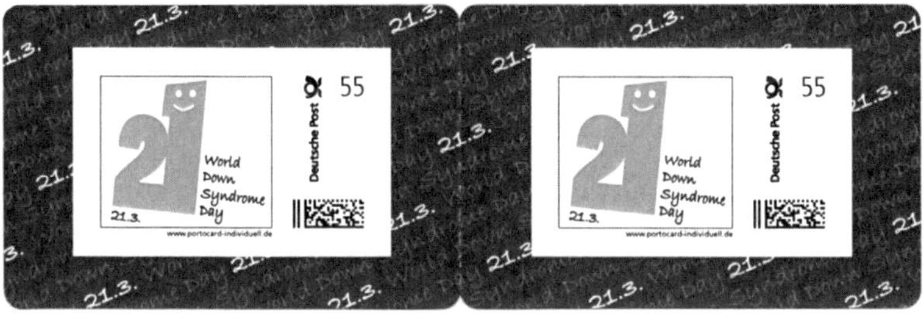

»Leben mit Down-Syndrom«, die größte deutschsprachige Zeitschrift zum Thema Down-Syndrom, bietet dreimal jährlich die neuesten Berichte aus der internationalen DS-Forschung. Über Therapie- und Förderungsmöglichkeiten, Sprachentwicklung, medizinische Probleme, Integration, Ethik und vieles mehr wird berichtet.

Man fühlt sich dadurch nach der Diagnose nicht so allein und hilflos, würde ich sagen. Außerdem findet man Buchbesprechungen von Neuerscheinungen, Berichte über Kongresse und Tagungen sowie Erfahrungsberichte von Eltern. Aus manchen Elternzuschriften kann man einiges Hilfreiche entnehmen, zum Beispiel wurde in den Heften darauf hingewiesen, dass man auf den Zinkhaushalt und die Leptinwerte achten solle.

»Guter Hinweis«, meinte auch unsere Heilpraktikerin.

Interessant ist ebenfalls die Aussage, die landläufigen Meinung wäre wohl bisher gewesen, dass eine chirurgische Zungenverkleinerung nicht sinnvoll sei. Man geht heute davon aus, dass eine Kombination von individuellen körperlichen und entwicklungsspezifischen Faktoren gegeben sein muss. Eine hervortretende Zunge zu korrigieren, bedarf der Motivation. Je nach Alter und Entwicklungsstand der Kindes wird sich diese Form der Selbstkontrolle vielleicht nicht vollständig entwickeln oder sehr viel später. Mir persönlich ist dieses Thema wichtig, da einige Menschen in der Umgebung öfter ungefragt ihren Senf dazugaben.

Zu diesem Thema gibt es eine Story von Jonas.

Wir beide waren zu Besuch bei meiner Cousine am Bodensee. Jonas war etwa zwölf- oder dreizehn Jahre alt und sprach öfter undeutlich. (Er war für einen längeren Zeitraum bei einer Logopädin.) Da meinte der Lebensgefährte meiner Cousine mit einem kaum zu unterdrückenden Lachen: »Hallo, Herr Professor Vitzliputzli (Titel eines Buches von Karl May) würden Sie bitte Deutsch mit mir reden, Russisch verstehe ich nicht.«

Prompt antwortete Jonas: »Das war ja auch Arabisch.«

»Auch das verstehe ich nicht«, meinte der Lebensgefährte.

Mit dem ihm eigenen Lächeln meinte Jonas: »Dann hast aber Pech gehabt.«

Wenn ich ihn heute so ab und zu frage: »Heut russisch oder arabisch?«, kommt natürlich: »Nein, heute rede ich türkisch.«

Heute mit 20 Jahren kann er einiges gut artikulieren mit seinen Worten und er würde sagen:

»Oma, wie gut, dass wir zusammen im Kinderlexikon das menschliche Gehirn angesehen haben. Da habe ich mir doch mal überlegt, wie die vielen Gedanken, die ich habe, darin wohl Platz haben. Wenn ich dann über was nachdenke, was ich gerne sagen möchte, purzelt vieles durcheinander, weil jeder Gedanke zuerst raus will, und ich kann sie kaum sortieren, wie ich möchte. Dann sage ich alles auf einmal und rede zu schnell.«

Über seine Gedankengänge kann ich oft nur staunen.

Im Januarheft 2012 von »Leben mit Down-Syndrom« gibt es eine Buchbesprechung, deren Überschrift lautet »Kinder mit Down-Syndrom wollen lernen«. Diese Aussage trifft den Kern und ich kann mich darüber freuen. Das Motto wäre: diese Kindern fördern, nicht nur fordern – nach dem Montessori-Prinzip.

Wie oft bekam ich zu hören: »Du erwartest von Jonas zu viel.« Doch so stimmt das nicht, Jonas und ich haben zusammen zwanzig Jahre lang mit viel Engagement versucht, uns abzustimmen – manchmal waren wir uns nicht einig, dann war er halt zwei oder drei Tage ein störrisches Eselchen, bis er wieder zum Jonas wurde.

Die Autorin des genannten Buches geht hart mit den Schulen ins Gericht. Sie ist der Meinung, dass Sonderschullehrer zwar meist Behindertenpädagogik studiert haben, dennoch haben sie keine Ausbildung erfahren, diese Kinder adäquat zu unterrichten, um ihnen einen Schulabschluss zu ermöglichen. Als Beispiel erzählt sie von einem Mädchen, das in Erwartung neuer Aufgaben in der Schule aufrecht an ihrem Platz sitzt, nach und nach hängt sie gebeugt über den Tisch – sie hat begriffen, dass ihre Leistungen im Vergleich zu anderen Kindern nichts wert sind, aber sie muss nicht, wenn sie nicht will. Es ist ihr erlaubt, gar nichts zu lernen, und die Lehrer müssen auch nicht, wenn sie nicht wollen oder oft nicht können.

Sie erwähnt einen Jungen, der ebenfalls bemerkt, dass man ihm nichts zutraut, und wenn er sagt, er hat keine Lust, dann darf er machen, was er will. Mit der Zeit ist das bequem für ihn und auch er selbst ist bequem geworden.

Wie hieß es? Du verlangst oder erwartest von Jonas zu viel. Wer kann das schon beurteilen?

Das zweite rezensierte Buch hat die Montessori Pädagogik zum Thema. »Montessori – ein Weg zur Inklusion – Überlegungen aus der Praxis für die Praxis«. Es gäbe vieles zu diesem Buch zu erwähnen. Die Kernaussage ist meines Erachtens die Antwort auf die Frage: Wie geht es diesen Kindern unter anderen Kindern, wenn sie ihr Handicap bemerken? Die Antwort ist eindeutig: Es geht ihnen nicht gut in einer Umgebung, die sie nicht fordert, ihnen keinerlei Leistung abverlangt und aus Mitleid gewähren lässt. Es geht ihnen gut, wenn sie nach den Prinzipien Montessoris arbeitend ihr Lebensumfeld erschließen lernen.

Der landläufige Spruch von den Alleswissern – Alleskönnern –, die meinen, zu allem etwas sagen zu müssen, lautet doch gerne: »Ach was – diese Kinder mit Down-Syndrom sind doch alle soooooo lieb.« Das kann ich nicht mehr hören. Woher wissen die das?

Kinder mit Down-Syndrom sind wie alle anderen Kinder auch mal so, mal so und manchmal sogar noch sturer als andere – eher stur wie drei Eselchen.

In einem Spezialheft zum Thema »störrisches Kind« hat

das einmal eine Ärztin gut erklärt. Weil wir diese Kinder manchmal unbewusst überfordern und es meist nicht bemerken, wenn wir ihnen etwas erklären wollen, dann machen sie einfach dicht und hören nicht mehr zu, weil sie nicht wissen, wie sie sich ausdrücken sollen.

Das hat mir eingeleuchtet, richtig, da hätte man auch ohne Ärztin selbst darauf kommen können. Aber »nobody is perfect«.

Allerdings, wenn einem das klar ist, kann man besser damit umgehen. Deshalb gefällt mir diese Karte so gut:

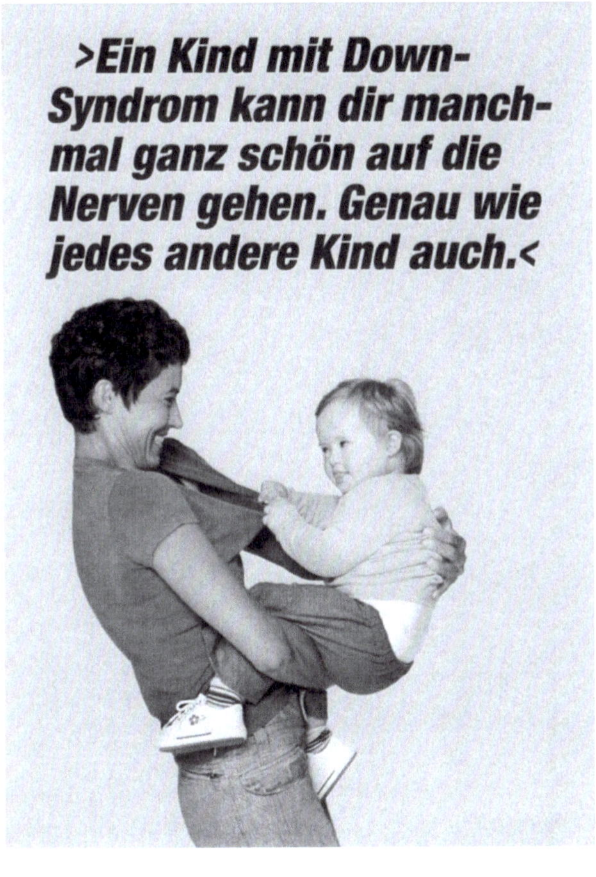

Helen Keller, eine taubblinde Schriftstellerin

Als Kind angesehener, relativ reicher Eltern wurde Helen Keller 1880 in Tuscumbia in Alabama geboren. Durch eine Hirnhautentzündung wurde sie mit etwa zwei Jahren taubblind. Ihre Frustration führte zu immer heftigeren Wutausbrüchen, die sie am Personal und an den Erzieherinnen im Laufe der Zeit ausgelassen hat, da sie sich von der Umwelt ausgeschlossen fühlte und auf ihre Art hilflos war. Weder die Familie noch sonstige Menschen konnten ihr helfen.

Im Jahre 1887 kam eine neue Lehrerin, Anne Sullivan, in die Familie. Sie war ausgebildet im Fingeralphabet für Blinde und unterrichtete Helen trotz Widerstandes mit Disziplin, Ausdauer und viel Verständnis darin. So eröffnete sich nach und nach die Umwelt für Helen, wie diese selbst erklärte.

Helen Keller wurde Schriftstellerin, sie hat sich für die Blinden eingesetzt mit den Worten: »Werdet Ritter der Blinden in diesem Kreuzzug gegen die Dunkelheit.« Sie hat zusammen mit ihrer Lehrerin sehr viel geleistet und starb im Alter von 88 Jahren sehr friedlich.

Im Grunde führt es wieder auf die Montessori Pädagogik zurück (Hilf mir, es selbst zu tun). Gerne erinnere ich mich an die liebevolle Erzieherin damals im Kindergarten bei Jonas, ihm tat das gut.

Für mich hat Helen Keller eine besondere Bedeutung. Als vor etwa zehn Jahren einen Film über ihr Leben und Wirken gesehen habe, war ich sehr beeindruckt und wusste, wir beide – Jonas und ich – sind auf dem richtigen Weg, und das tat mir gut.

Im Rahmen der seit 1999 nach und nach ausgegebenen Sonderserie der 25-Cent-Münze (Quarter), bei der jeder US-Bundesstaat mit einer eigenen Münze geehrt wird, wurde Helen Keller eine besondere Würdigung zuteil. Ein Porträt von ihr ist auf der Rückseite des Alabama-Quarters zu sehen. Außer ihrem Namen (in Standard- und in Brailleschrift) sind die Worte »spirit of courage« auf der Münze zu lesen.

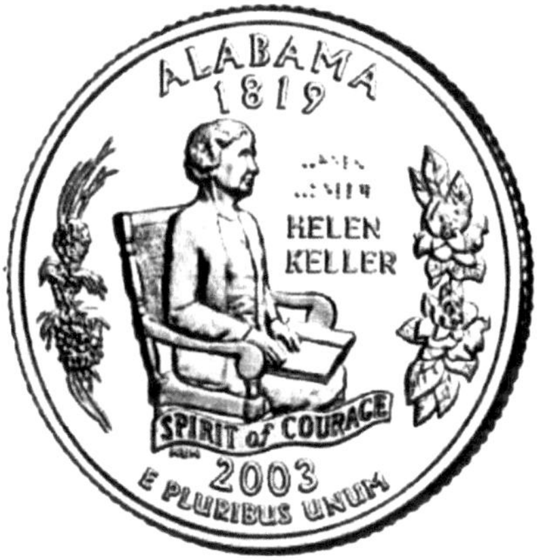

2000 wurde ihr Leben in der South-Park-Folge *Helen Keller: Das Musical* (Episode 14, Staffel 4) dargestellt. 2004 wurde ihr Leben Vorlage für den indischen Film *Black* von Sanjay Leela Bhansali. Ihre Rolle wurde von Rani Mukerji gespielt.

Bürgeraktion der Stadtwerke Karlsruhe – 40 Jahre *Wo leuchtet eine Straßenlampe nicht?*

Letzte Woche habe ich meine langjährige Freundin Angelika angerufen und sie gebeten, den Bericht der Stadtwerke im Internet zu obigem Thema für sich auszudrucken und zu lesen.

Am nächsten Tag rief sie zurück und lachte: »Du hast mir ja schon Einiges im Laufe der Jahre erzählt, aber irgendwie ist dieser Bericht etwas eigenartig.

Was sammelt denn die Familie Garstka seit dem ersten Jahr mit und wie hat sie dieses außergewöhnliche Hobby innerhalb der Familie an die nächste Generation weitergegeben? Was macht da eure Familie für Sachen?

Und schon erscheint wieder dieser Lampenkönig, von dem du mir schon öfter erzählt hast – es erinnert irgendwie an die Schule – so wie der Streber in der Klasse.

Die Angelegenheit mit dem 25-jährigen Jubiläum ist auch so eine Sache. Dir wurde gesagt, es wären keine Unterlagen da, und das im heutigen Computerzeitalter. Ganz abgesehen davon, dass du ja eine Original-Einladung aus dem Jahr 1971 hattest. Dieses Hin und Her hätte ich nicht mitgemacht, schon damals hätte ich die Sache beendet. Du hast trotzdem weiter gemeldet und dir noch Einiges angehört.

Vor 14 Tagen hast du telefonisch nachgefragt, wie lange Jonas schon bei dieser Aktion wäre. Man erklärte dir, das wären inzwischen 7 Jahre. Du hast nur gemeint: ›Das ist ja für Jonas schon eine Leistung ... wo er doch mit Begeisterung defekte Lampen sucht und auch findet, die Karten alle selbst schreibt.‹ Die Antwort am Telefon spricht für sich: ›Ach, was soll das? Eure Karten sind eh immer die letzten, die hier ankommen.‹ Was für eine Aufmunterung, was für eine Anerkennung, wie sollte man bei so einer Äußerung nicht mit Freude weiter melden!

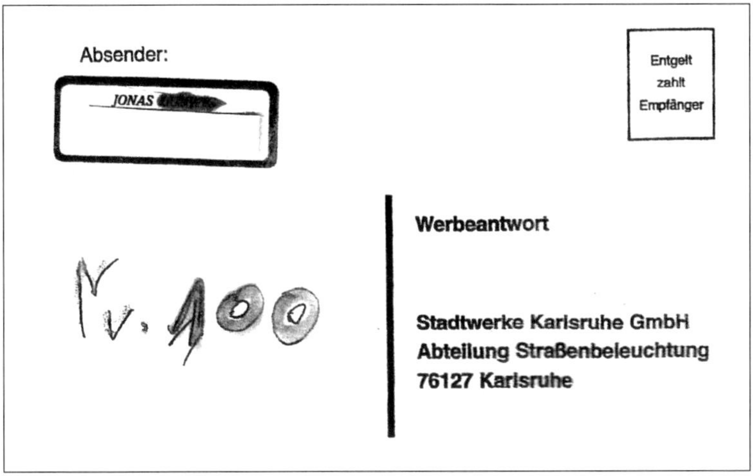
Absender:
JONAS [redacted]

Entgelt zahlt Empfänger

Nr. 100

Werbeantwort

Stadtwerke Karlsruhe GmbH
Abteilung Straßenbeleuchtung
76127 Karlsruhe

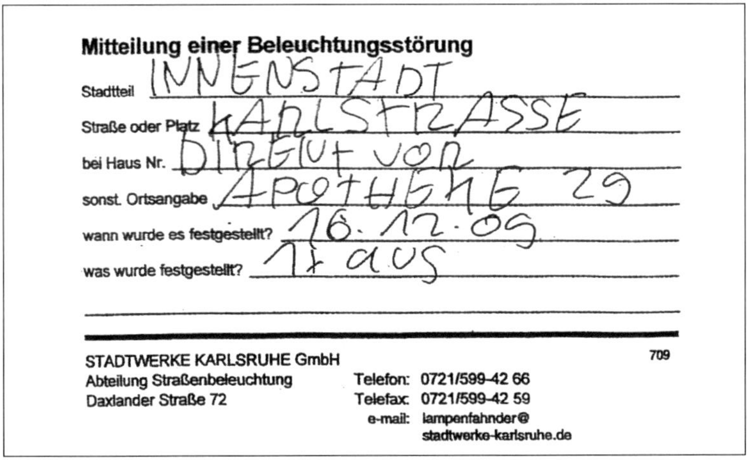
Mitteilung einer Beleuchtungsstörung

Stadtteil INNENSTADT
Straße oder Platz KARLSTRASSE
bei Haus Nr. DIREKT VOR
sonst. Ortsangabe APOTHEKE 29
wann wurde es festgestellt? 16.12.09
was wurde festgestellt? 1x AUS

STADTWERKE KARLSRUHE GmbH
Abteilung Straßenbeleuchtung
Daxlander Straße 72

709

Telefon: 0721/599-42 66
Telefax: 0721/599-42 59
e-mail: lampenfahnder@stadtwerke-karlsruhe.de

Eigentlich ist das Ganze doch sehr mühsam – hast du nicht erzählt, es werden manche Meldungen nicht mehr anerkannt – manche schon seit Jahren nicht mehr, wie in allen Unterführungen ... manche erst später, zum Beispiel auf der Rheinbrücke, an den Haltestellen an den Wartehäuschen der Straßenbahn.

Dazu werden immer modernere, widerstandsfähigere Lampen installiert.

Zusammengefasst – du hast insgesamt über 40 Jahre lang defekte Lampen gesucht, gefunden, Meldekarten ausgefüllt und zur Post gebracht.

In jedem Betrieb wird ein Jubiläum von 40 Jahren gefeiert.

Auch wenn Jonas schon einmal einen schönen Geld-Preis ausgelost bekam, das hat nichts damit zu tun.

Wic hast du schon erzählt? Das Büffet in der Kantine der Stadtwerke sei sehr gut und die Tischdekoration jedes Jahr sehr feierlich und weihnachtlich gestaltet. Sicher könntest du ohne diese Zugaben leben.

Überleg dir mal, ich lade euch beide ein zum Essen bei unserem Chinesen zum Büffet. Du bekommst von mir einen wunderschönen Blumenstrauß und Jonas eine Riesentüte mit Süßigkeiten. Ihr könntet euch selbst den Tag aussuchen.

Keiner von euch braucht sich dann die Lobhudelei zum Thema Lampenkönig anzuhören, der sogar im Guinness Buch der Rekorde steht. Er könnte doch den Rest für alle anderen erledigen, es wäre vielleicht das Einfachste für alle, oder nicht?

Du hast mich nach meiner Meinung gefragt, ich habe das ja schon einige Jahre mitbekommen – zwar nur am

Rande, aber genug, dass ich diese Meinung inzwischen als Außenstehende vertrete. Gib mir Bescheid, wenn du dich entschieden hast!

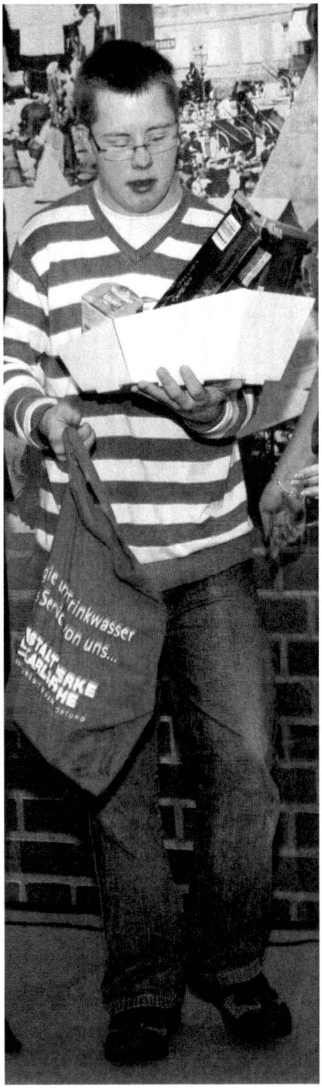

Abschied – ein lieber Gruß von Georg

Im Sommer diesen Jahres verlor ein lieber Bekannter und Nachbar aus unserer Straße leider den Kampf gegen den Krebs, er hatte tapfer gekämpft. Das Ehepaar hatte vor einigen Jahren ein Lokal geführt, war aber inzwischen im Rentenalter. Wir hatten bei ihnen im Lokal Kommunion gefeiert. Die Eltern von Jonas und Jonas selbst waren bei der Beerdigung.

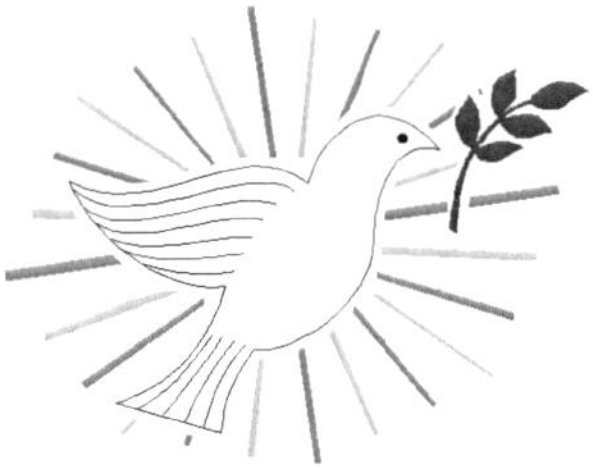

Einige Tage danach habe ich bei der Witwe angerufen und gefragt, wann und vor allem ob es ihr angenehm sei, wenn Jonas ihr von uns Blumen als Gruß bringen würde.

»Ja, klar«, meinte sie, »ich freue mich sehr, wenn er kommt.«

Als Jonas zurückkam, strahlte er so richtig von innen heraus und umarmte mich. »Oma, stell dir vor, was der Georg gesagt hat, bevor er friedlich eingeschlafen ist in den Armen seiner Frau. Du, er hat gesagt: ›Vergiss bitte nicht, viele liebe Grüße an den Jonas zu sagen, und er soll so bleiben, wie er ist.‹«

Ich hatte vor Rührung Tränen in den Augen, was gibt es doch für wundervolle Menschen.

Einige Tage später rief ich die Witwe an und fragte sie: »Hättest du etwas dagegen, wenn ich über die Grüße von George an Jonas erzählen würde in meinem Buch?«

»Aber nein«, antwortete sie, »das ist eine tolle Idee, der George würde sich freuen.«

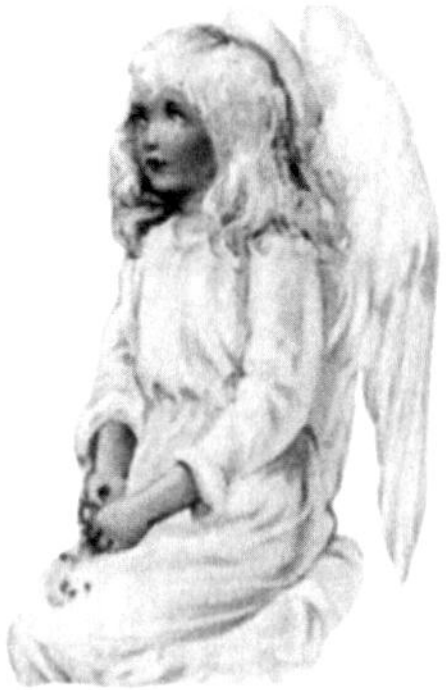

Über die Autorin

Im August 1941 hat Heiderose Hofer-Garstka in einer der schwersten Bombennächte in Karlsruhe während des Zweiten Weltkrieges im Notbunker der Landesfrauenklinik per Kaiserschnitt das Licht dieser Welt erblickt. Irgendwie ein kleines Wunder, wenn man es recht bedenkt.

Aufgewachsen in der Gemeinde Wolfartsweier (seit 1973 Stadtteil von Karlsruhe), hier Schulen besucht, beruflich tätig in Karlsruhe, lebt sie noch heute hier zusammen mit ihrem Ehemann, mit dem sie seit über 40 Jahren verheiratet ist.

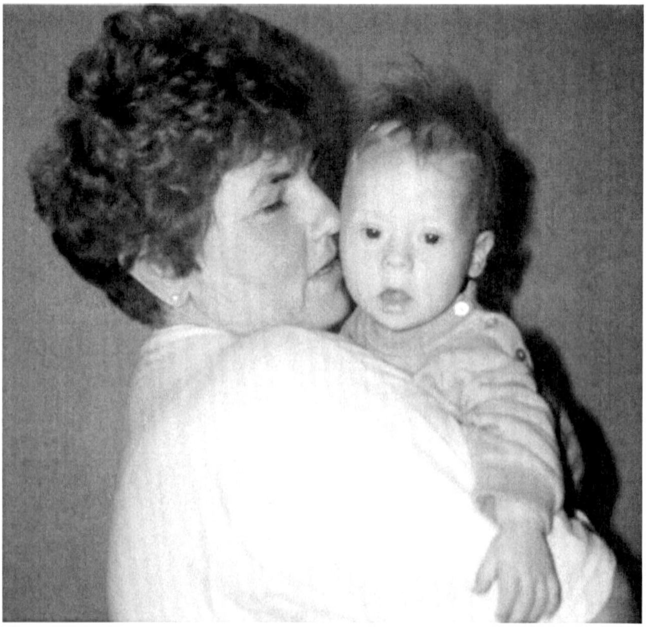

Oma mit Jonas

Sie haben zwei gemeinsame Töchter und sind inzwischen begeisterte Großeltern von vier wunderbaren Enkelkindern.

Die Interessen der Autorin galten schon in jungen Jahren dem Lesen, noch mehr aber dem Schreiben. Bedingt durch die Familie und die jahrelange berufliche Tätigkeit kam beides etwas zu kurz. Im Laufe der Zeit hat sich einiges an Versen, Geschichten und Erlebtem angesammelt.

Gemeinsam mit ihrem Ehemann unternimmt die Autorin auch gerne Reisen, bevorzugt nach Spanien.

Besonders am Herzen liegt ihr die mediale Arbeit.

1994 hat sie einen zweijährigen Medien-Ausbildungs-Kurs am PSI-Zentrum in Basel erfolgreich abgeschlossen. Noch heute ist sie dort Mitglied.

Immer wieder ist sie fasziniert davon, dass in ›Karls-Ruhe‹ mitten auf dem Marktplatz eine kleine Pyramide zur Erinnerung an Markgraf Karl Wilhelm steht, erbaut im Jahre 1825.

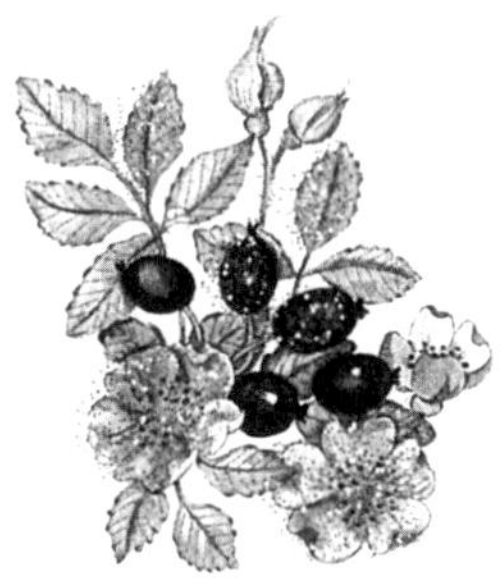

Ebenfalls bei TRIGA – Der Verlag erschienen

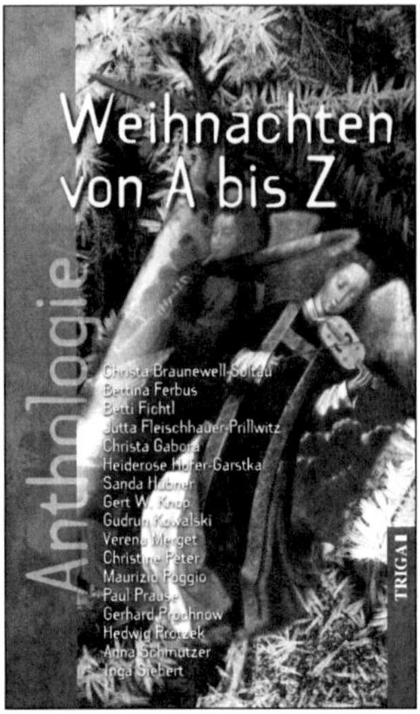

Weihnachten von A bis Z

Anthologie

Die AutorInnen erschaffen eine Weihnachtsstimmung, die die Leser anrührt oder schmunzeln lässt.

Erinnerungen, Träume, Wünsche, Nachdenkenswertes ... Lesestoff nicht nur für die Weihnachtszeit.

Mit Beiträgen von

Christa Braunewell-Soltau, Bettina Ferbus, Betti Fichtl, Jutta Fleischhauer-Prillwitz, Christa Gabora, Heiderose Hofer-Garstka, Sanda Hübner, Gert W. Knop, Gudrun Kowalski, Verena Merget, Christine Peter, Maurizio Poggio, Paul Prause, Gerhard Prochnow, Hedwig Protzek, Anna Schmutzer, Inga Siebert

12,80 EUR. 170 Seiten. Pb. ISBN 978-3-89774-323-6

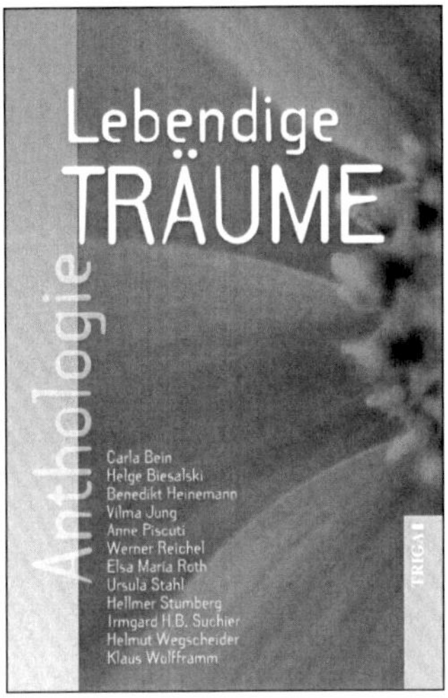

Lebendige Träume

Anthologie

Wie Sterne leuchten unsere Träume und geben uns Licht für unseren Alltag. Die Autoren und Autorinnen, die sich für diesen Band zusammengefunden haben, zaubern diese Sterne wieder hervor und erinnern uns daran, dass wir träumen können und träumen dürfen!

Mit Beiträgen von:

Carla Bein, Helge Biesalski, Christa Braunewell-Soltau, Benedikt Heinemann, Heiderose Hofer-Garstka, Vilma Jung, Elisabeth Keirath, Gudrun Kowalski, Anne Piscut, Werner Reichel, Elsa Maria Roth, Ursula Stahl, Hellmer Stumberg, Irmgard H.B. Suchier, Helmut Wegscheider, Klaus Wolfframm

12,80 EUR. 204 Seiten. Pb. ISBN 978-3-89774-316-8

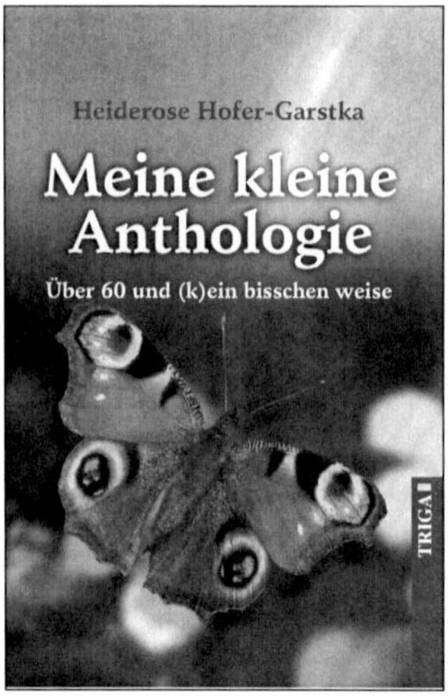

Heiderose Hofer-Garstka

Meine kleine Anthologie

Über 60 und (k)ein bisschen weise

2. erweiterte Auflage

»Meine kleine Anthologie« ist eine gelungene Zusammenstellung von ausgewählten Gedichten, Kurzgeschichten und Prosastücken, die in bunter Reihenfolge einander abwechseln«, sagt die Autorin. Ihre Liebe zu ihrer Heimatstadt Karlsruhe inspirierte die Autorin zu Texten wie »Karlsruhe kennen – Karlsruhe lieben« und zu der Kurzgeschichte »Lady Lisa und Mister Max« jeweils in Karlsruher Mundart und in Hochdeutsch verfasst.

104 Seiten. Pb. 10,50 Euro. ISBN 978-3-89774-578-0
eBook: 7,99 Euro. PC-PDF: ISBN 978-3-89774-809-5